Trotz Widerwillen Liebe

Riki G.

Impressum:

Herstellung und Verlag: Books on Demand GmbH

In de Tarpen 42

D-22848 Norderstedt

ISBN: 978-3-8423-1155-8

Ausgabe 2011

Inhaltsverzeichnis

Vorwort

Romantische Erzählung nach wahrer Begebenheit.

Namen der Personen sowie Orte wurden verändert bzw.

entfremdet, um deren Privatsphäre zu gewährleisten.

Also ich weiß nicht, manche Frauen haben das Pech, dass sie oft lange Zeit - und mit einer gewissen Verbissenheit - einen Lebenspartner suchen, jedoch keinen passenden finden.

Und manche Frauen sind mit sich selbst überaus glücklich.

Sie haben absolut nicht die Absicht, sich einem neuen Lebenspartner unterzuordnen.

Solch einer Art von Frau fällt zumeist ein neuer Lebenspartner aus dem Himmel oder aus der Hölle.

Tja, und solch eine Frau bin ich.

Übrigens: Man nennt mich „ROMANA"

Auf der Suche war ich mein ganzes Leben lang nicht.

Meine Lebensabschnittspartner sind mir rein zufällig über den Weg gelaufen und jeder tat es auf eine andere charmante Art und Weise. Sie gingen alle ein Stück des Weges mit mir.

Bis es eines Tages das Schicksal besonders ironisch mit mir meinte, denn ich begegnete jenem wunderbaren Mann, der sich „in mein Herz gebrannt hat".

Ich tituliere ihn zu meinem „absoluten Herzenspartner".

Jener Mann ist „der Favorit für mein restliches Leben".

Bei ihm fühlte ich während der kurzen Zeit das Glück, Geborgenheit und Zuneigung, die jede Frau glücklich macht.

Ich bin froh und dankbar, dass dieser Mann zu einem Zeitpunkt geboren wurde, an dem ich ihm einen Augenblick lang lieben durfte.

Er hat eine tiefe Narbe in meinem Herzen hinterlassen.

Ich bin ein „Fast-Single"

Es geschah zu jenem Zeitpunkt, als ich ein „fast Single"
war. Ich hatte damals eine Beziehung, die sich dem Ende
zuneigte und sich in eine Fernbeziehung gewandelt hatte.

Diese Beziehung war einst eine sehr feste, gefühlsvolle,
jedoch platonische Beziehung.

Die platonische Eigenheit in dieser Beziehung machte
mir zu dem damaligen Zeitpunkt keinerlei Probleme,
denn mein Partner vermittelte mir eine derart große
Herzenswärme, die das Defizit der Enthaltsamkeit wieder
aufwog. Und er war ja so göttlich einfallsreich.

Ich fühlte in seiner Gegenwart die Wärme und Liebe
eines Vaters, welche ich in meiner Kindheit vermisste.
Dieser Mann behütete und verwöhnte mich. Er hielt alles
Böse von mir fern.

Die letzten Monate unseres Zusammenseins gestalteten
sich jedoch ziemlich schwierig und wir beide spürten,
dass wir uns entglitten.

Dass ich zudem noch hunderte von Kilometern entfernt von meiner Heimat lebte, machte diese Sache nicht wirklich leichter.

Zusätzlich hatte mein „noch" Partner seit kurzem seinen Job verloren und es kam eine große Zukunftsangst hinzu.

Beide waren wir dadurch verunsichert und unsere Nerven schienen ziemlich strapaziert.

Jedoch wenn ein Mann seine Nerven strapaziert, dann will er sich ablenken. Da tut sich dann etwas, das weiß ich aus Erfahrung.

Und eben in dieser kriesenreichen Zeit beobachtete ich, dass er fast täglich am Abend sehr konzentriert im Internet unterwegs war.

Übrigens ich weiß aus Erfahrung, dass viele Männer, die im Internet unterwegs sind, unehrlicher und ausgelebter sind. Sie suchen den Kick. Viele von ihnen sind besessene Community-Besucher, die sich nur deshalb auf Webseiten und diversen Plattformen herum treiben, um recht viele Frauen kennen zu lernen. Und auch viele Ehemänner suchen ganz offiziell Seitensprünge.

Na ja, der Großteil der Männer ist ja ohnehin „Pimmelgesteuert", was aber auf meinen damaligen Lebenspartner nicht zutraf, denn dieser brauchte bloß Kopf-Kino.

Als ich eines Abends wieder einmal „zufällig überraschend" aus dem Schlafzimmer in das Büro meines Lebenspartners kam, versuchte er hektisch eine Webseite vor mir zu verbergen. Hatte er doch damit gerechnet, dass ich bereits schlief.

Ich bin eine Frau! Und deshalb registrierte ich für mich Wichtiges in Sekundenschnelle, tat aber so, als hätte ich nichts bemerkt.

In meinem Beruf hatte ich viele Jahre mit Internetrecherchen zu tun. Deshalb profitiere ich bis heute davon.

Na ja, und bei nächster, sich bietender Gelegenheit, fand ich eben diese bestimmten Webseiten, die er öfters begutachtete und auch einige Seiten, wo er sich einloggen musste. Also: NIX da nur zufällig", das war Beweis genug, dass ich es nicht sehen durfte. Aber nicht mit mir!

Männer denken so einfach, deswegen ist es auch einfach!

Tja, es war selbstverständlich eine Kleinigkeit für mich, sein Passwort zu knacken. Ich war ja routiniert darin und er leicht durchschaubar.

Und was sah ich? Eh, dieser Mann eh....!

Er schien eine Vorliebe für „sehr dicke Frauen" zu haben, und zwar solche, die besonders große Brüste hatten. AHA? Ein süßer kleiner Brustfetischist?

Mann, er musste ja nächtelang gesurft haben, denn es gibt nicht sehr viele dicke Frauen, die große Brüste haben.

Die ganz dicken Frauen haben nämlich meistens die kleineren Brüste.

Es sind eher die molligen, gleichmäßig gewachsenen Frauen, die größere Brüste vorzuweisen haben.

Natürlich haben auch einige schlanke Frauen vorzeigbare Brüste.

Ah… da sind ja noch sehr viele andere, z.B. ganz junge, nämlich solche, die schon Brustimplantate haben, die ja „derzeit noch" einem Schönheitsideal entsprechen.

Also in jedem Fall turnte es mich total ab. Womöglich würde er mich mit diesen Frauen auch noch vergleichen?

Einerseits verlor ich damals einigen Respekt vor ihm und andererseits tat er mir aufrichtig leid.

Und? Ich fürchtete mich vor solch einer Eigenschaft.

Immerhin wusste ich danach, warum er mich mit Süßigkeiten und gutem Essen so sehr verwöhnte.

Ich hatte ja bei ihm nichts anderes zu tun, bloß schön zu sein, relaxen und gut zu essen.

Ich sollte wohl noch einiges an Gewicht zulegen und „seine kleine Mast-Sau" werden? Damit sollte wahrscheinlich sein „Kopf-Kino" besser funktionieren?

Auf meine Frage, warum er dies tue, war seine Antwort:
Na ja, er sei schon lange Jahre im Internet unterwegs, es
sei so eine Art Gewohnheit geworden. Bloß
Gewohnheit? Aha? Da vermutete ich zum erstenmal, das
er mir noch nicht die ganze Wahrheit sagte oder er es mir
nicht zu erzählen getraute! Natürlich ließ mir meine
Neugierde keine Ruhe.

Eines Tages, als er im Büro wieder „ganz konzentriert"
an seinem Computer saß und Jobangebote studierte, saß
ich gleichzeitig im Wohnzimmer mit meinem Laptop.
Ich hatte da so eine Idee, die mich amüsierte. Warte
Junge, ich werde die mal etwas zeigen!

Also loggte ich mich in eine bekannte Webseite mit
Kontaktanzeigen ein, deren Adresse ich am Abend zuvor
zufällig am Bildschirm seines PCs erkannt hatte. Und
binnen Minuten legte ich ein „falsches" Profil von mir
an, um Kontakt mit ihm aufnehmen zu können.

Ich nannte mich „Molly….".

Dort beschrieb ich eigentlich bloß mein reales Äußeres,
meine Vorlieben, welches Hobby oder welchen Sport ich

ausübe sowie meinen Musikgeschmack. Dass ich Herzenswärme besitze und zudem sehr temperamentvoll sei. Und das Wichtigste? Dass ich sehr mollig sei.

Ich wusste ja ganz genau, was dieser Mann wollte, hatte er mich ja seinerzeit unbedingt und mit allen Mitteln kennen lernen wollen und mich auch sehr schnell in seine Heimat gebracht.

Na ja! Und dann – wie vermutet – schon ein paar Minuten später kam sein Kontaktmail.

„Liebe Molly…"

Dein Profil beschreibt eine attraktive Frau mit Herz (wahrscheinlich meinte er die Titten*), die ganz meinem Geschmack entspricht.*

Ich bin seit einigen Monaten Single und würde mich freuen, dich näher kennen zu lernen.

Ich würde auch ganz gerne ein Foto von Dir sehen.

Ganz liebe Grüße………

Wie konnte er nur? Wir waren doch noch ein Paar und das schon seit über 8 Monaten.

Na ja, dass er dann meinen ganzen Vorrat an diversen Schimpfwörtern zu hören bekam, sollte man mir schon verzeihen, oder? Er hatte mein Vertrauen zu ihm nun schon um einiges angeknackst.

Oh! War dieser Mann von meiner Ausdrucksweise geschockt, er war ja ein „Sir" und in seinem Milieu kam solch ein Zornesausbruch mit einer derart vulgären Ausdrucksweise niemals vor.

Man ist ja in seiner Gesellschaft nur „nobel"! Doch bei mir nicht Sir!

Ich kann mich noch sehr gut an sein verdutztes Gesicht erinnern und dieser Ausdruck bleibt ein Leben lang in meinem Gedächtnis hängen.

Ich wusste, dass es absolut keine Zukunft mehr hatte. ALSO? Nichts wie schnell fort von hier!

Man lernt niemals aus!

Dieses Kapitel war abgeschlossen und hatte sich ausgelebt. Er sollte mit seinen großen Brüsten glücklich werden.

Übrigens seine beiden Hände zusammen waren zu winzig, um überhaupt „eine meiner Brüste" zu umfassen. **Wie groß sollten sie denn noch sein?**

Er müsste ein Krake sein, um das anzufassen, was er sich in seinem Kopf-Kino so wünschte.

Ah ja? Und noch etwas? Ich hätte eine Alternative für diesen „unglaublich schönen, überaus intelligenten, intellektuellen" und „wohl geborenen" Mann, nämlich?

Eine aufblasbare Puppe mit Riesen-Titten!

Die kann er sich in jedem Sex-Shop selbst kaufen.

Trotz allem war dieser sehr gut aussehende Mann, ein Weltmann, ein Sir, ein Gentleman und vor allem ein herzensguter, lieber Mensch, den man so schnell in dieser großen, kaputten Welt nicht findet.

Meine Ängstlichkeit jedoch appellierte dringendst an mich nach Hause zu fliegen, ich war eben noch nicht reif genug für derartige Spiele.

Übrigens: Es war nur einer der Gründe, warum die Beziehung zu Ende ging. Die anderen Gründe behalte ich in meinem Gedächtnis.

Der Abschied war für beide Seiten wirklich sehr traurig.

Nachdem ich wieder in meiner Heimat war, musste ich mich neu orientieren. Somit hatte ich einige Zeit zu tun.

Doch allmählich begann ich mein Leben wieder neu zu gestalten und meine Nerven erholten sich wieder.

Monate vergingen und ich konnte wieder ruhig und friedlich schlafen.

Es war ein beruhigendes und schönes Gefühl.

Mit dieser Beziehung hatte ich nun vollständig abgeschlossen. Wir haben eine tiefe, innige Freundschaft geschlossen.

So lebte ich von nun an zufrieden, glücklich und ohne Sorgen in den Tag hinein.

Ich nahm mir vor, in Zukunft keine Zeit mehr mit dummen Männern zu verschwenden.

Das Leben war zu diesem Zeitpunkt ganz einfach nur schön und es wurde täglich schöner. Und diesen Zustand wollte ich nicht ändern.

Bis zu jenem Tag, an dem man mit einer Anfrage an mich herantrat, bei einer TV-Romantik Doku mitzuwirken.

Ich war ja Single, also was sollte mir denn da passieren, außer Spaß dabei zu haben? Ich war ja so aufgeregt!

In dieser Serie, die eine Art Partnervermittlung darstellt, sollte ich von den von mir ausgewählten Bewerbern einen Favoriten bestimmen, der mein Herz berührt.

Ein Bewerber würde schon am ersten Tage ausscheiden. Die anderen beiden Bewerber sollten anschließend einige Tage bei mir nächtigen, um mit mir meinen Alltag zu bewältigen.

Am Ende der miteinander verbrachten Tage würde der Favorit mein Herz erobern oder auch nicht.

Soweit die Handlung dieser Romantik Doku.

Ich gab dem TV Sender meine Zusage. .

Schon ca. zwei Wochen nach dem Casting bekam ich per e-Mail meine allerersten Zuschriften mit Foto und Bewerbung zugesandt. Es waren viele Bewerber.

Jedoch waren es nicht sehr viele, die sich dem TV-Publikum freiwillig zur Schau stellen würden.

Leider wollten die meisten im TV aus beruflichen Gründen nicht präsent sein.

Als ich die ersten 5 Bewerber per E-Mail besichtigte, war ich dennoch sehr aufgeregt und neugierig.

Nach durchlesen der Bewerbungen und Ansicht der Bewerberfotos wurde ich jedoch total enttäuscht.

Der Großteil der Bewerber entsprach nicht unbedingt meinem Geschmack.

Doch zumindest würden diese sich freiwillig im TV stellen, was ich äußerst mutig fand.

Na ja - und dann sah ich ihn! Diesen Mann namens Hans!

Er war der "fünfte Bewerber" mit Foto aus der ersten Runde! Wow….oh mein Gott, welch ein Mann!

So stellte ich mir in meiner Fantasie den perfekten Heiratsschwindler vor, der die Frauen so reihenweise einwickelt und verführt.

Ungläubig sah ich auf das Foto eines für mich „äußerst attraktiven Mannes", der mir auf meiner Mailbox ziemlich frech entgegen lächelte.

Dieses unverschämte Lächeln allein machte mich total neugierig und er wirkte schon jetzt auf meinen Körper.

Dieses unverschämte Lächeln versprach Temperament und andere schöne Dinge, die ich aus meinem derzeitigen Leben verdrängt hatte.

Irgendwie hatte er dieses „Siegerlächeln", der ganz genau wusste, dass er bekommt, was er will.

Er war eben dieser gewisse Mann, der eine Frau meiner Sorte ganz einfach vom Hocker schmiss.

Obwohl? Ich konnte nicht einmal seine Augenfarbe auf dem Foto erkennen, da sein Blick zu Boden gesenkt war.

Er war schlank, groß und hatte dunkelblondes Haar.

Er strahlte eine Selbstsicherheit und Lässigkeit aus, die meine Sinnesnerven anregten und mich daher so anfällig auf ihn machten.

Nee, dieser Mann bräuchte doch keine Frau zu suchen. Dem Kerl würden sie doch ohnehin reihenweise nachlaufen.

Das bedeutete für mich „Gefahr"!

Was machte ein solcher Mann hier?

Erlaubte er sich eventuell einen Scherz?

Mein Gott welch ein Mann!

Ei, an was dachte ich denn eben?

Mein Herz begann unruhig zu klopfen und ich spürte eine warme, wohlige Welle, die meinem Körper durchrieselte.

Ein Gefühl, das ich sehr wohl kannte und ich deshalb ganz genau zuordnen konnte.

In jedem Fall tat es mir Sau gut.

Dieser Mann versetzte mich in eine Euphorie der besonderen Art.

Und was dann noch passierte? Na eben das!

Dieses so oft beschriebene Kribbeln in der unteren Magengegend, welches Verliebte beschreiben, das verspürte ich nun ebenso.

Das konnte doch nicht möglich sein?

Dieser Mann brachte meinen Körper zum Kribbeln?

Was würde nun mit mir passieren?

Ich sah wiederholt und nachdenklich sein Bild an.

Und ich fühlte es wieder! Ganz deutlich!

Dieses Kribbeln in meiner Bauchgegend.

JA, dieser Mann ist es! Irgendwie schien mein Gehirn elektrische Impulse zu empfangen, denn dann wusste ich es blitzartig:

Er würde jener Mann sein, der mein Leben in der nächsten Zeit ordentlich in Unruhe versetzen wird.

Es drängte mich förmlich, diesen Mann unbedingt kennen zu lernen.

Ich wusste, ohne diesen Mann würde mir ab diesem Zeitpunkt diese Romantiksoap absolut keine Freude mehr machen.

Mit diesem Mann könnte ich vielleicht den Himmel erleben? Oder auch die Hölle!

Und falls in dieser Dokusoap einige Kuss-Szenen gedreht würden? Na ja? Ich hatte ja schon so lange nicht.

In jenem Fall hoffte ich auf mehrmalige Wiederholungen!

Ich freute mich schon unendlich darauf!

Koste es, was es wolle, ich wollte diesen Mann ganz einfach in meiner Nähe haben!

Die Zeit bis zu Beginn der Dreharbeiten verging viel zu langsam. Ich konnte es kaum erwarten, diesen Mann in der Realität zu treffen.

Natürlich kamen immer wieder Bewerber hinzu, doch ich konnte nur an diesen „einen" denken.

Für mich war die Sache gelaufen, er war von der ersten Sekunde an „DER Favorit".

Ach, ich weiß es nicht wie oft – doch sehr oft - am Tage, sah ich mir sein Bild am Desktop meines Laptops sowie am Display meines Handys an, dass ich inzwischen gespeichert hatte. Wenn er es wüsste?

Im Stillen dachte ich, er müsste schon meine heißen Blicke spüren.

Sein Foto am Desktop meines Laptops war wie ein Magnet.

Ich konnte ja nicht anders, als ihn immer wieder anzusehen. Ich kannte schon all seine Gesichtszüge, die mir inzwischen so vertraut geworden waren.

Tja, und tatsächlich küsste ich bei jeder Gelegenheit den Desktop meines Laptops. Mein Laptop wies schon erhebliche Schmierspuren auf.

Ebenso war das Display meines Handys mit Lippenstift total verschmiert, da ich das Foto von Hans täglich abknutschte.

Sicherlich war mir bewusst, dass dies total abgefahren war.

Doch wem konnte es weh tun?

Dieser - für mich fantastische - Mann bekam schon tausende Küsse von mir, bevor er mich noch kannte.

Und meine Ungeduld wuchs immer mehr.

Ich konnte den Tag der Gegenüberstellung mit diesem süßen Bewerber kaum erwarten.

Der Aufnahmetermin rückte immer näher und es wurden wieder weitere Bewerber zur Auswahl zugesandt.

Es kam vor, dass einer der Bewerber wegen Krankheit ausschied, wobei dann dieser durch einen anderen Bewerber ersetzt wurde.

Es waren jedoch lauter Frösche und keine Prinzen dabei.

Und „den einzigen Prinzen" hatte ich ja schon in den ersten Minuten ausgewählt.

Für Hans gab es absolut keine Konkurrenz mehr.

Da in der Bewerbungszeit jedoch fast täglich etwas unvorhergesehenes passierte, hatte ich große Panik, dass dieser süße Mann aus irgendwelchen Gründen ausscheiden oder sogar freiwillig aussteigen wollte.

Vorsorglich sendete ich eine e-Mail an den TV Sender, in dem ich besonders darauf hinwies, dass ich diesen Mann äußerst attraktiv fände und er auch das Rennen gemacht hatte, obwohl ich noch nicht alle anderen Bewerber gesehen hatte.

Ich stellte klar, dass ich mich sofort für diesen Mann entschieden hatte, alle anderen Bewerber würden mir eigentlich nicht mehr so wichtig sein.

Falls er – was ich wirklich nicht zu hoffen wagte - aus irgendeinem Grunde doch ausscheiden würde, würde ich aus dieser Serie aussteigen.

Auch die Konsequenzen für dieses Vorhaben würde ich somit in Kauf nehmen. Das sei mir die Sache wirklich wert.

Und ich meinte es wirklich ernst damit.

Doch man beruhigte mich zwei Tage später und vergewisserte mir, dass sich dieser gewisse „Hans" freute.

Diese Antwort machte mich echt glücklich und beruhigte mich zugleich.

Dann folgte eine hektische Zeit mit der Auswahl der restlichen Bewerber.

Ich hatte große Probleme mit Bewerbern, die viel jünger als mein eigenes Kind waren.

Warum meldeten sich so viele junge Männer, wollten sie alle von mir versorgt oder adoptiert werden?

Die meisten sind ja ohnehin arbeitssuchend.

Doch solcherart von Männern waren ohnehin tabu für mich.

Die Altersgrenze von 10 Jahren plus oder minus jedoch erschien mir annehmbar, da meine letzten langjährigen Partner ohnehin in dieser Altersgruppe waren und ich es so gewohnt war.

Ich hätte natürlich auch nichts dagegen, wenn Männer genau so alt sein würden wie ich.

Doch leider würden sie dann absolut nicht zu meinem äußeren Erscheinungsbild passen, da ich ein eher jugendlicher Typ von Frau bin. Es war wirklich sehr schwer.

Tatsache war, dass ohnehin kein weiterer Bewerber dabei war, der mein Interesse auch nur im Entferntesten geweckt hätte.

Kein Wunder, hatte doch dieser „Hans" von Beginn an alle Bewerber „konkurrenzlos" ausgestochen.

Ich war total fixiert auf ihn.

Gegen Ende der Bewerbungszeit war es mir eigentlich ziemlich gleichgültig, wer bei dieser Serie mitwirkte.

Hauptsache dieser hübsche „Hans" war dabei.

Alles andere würde sich schon ergeben.

Der erste Drehtag

Der Tag der Aufzeichnung war gekommen.

Morgens kam das Team und es wurden Innenaufnahmen in meiner Wohnung gemacht.

Ich war ja so aufgeregt. Mein Freund Paul (ja es gibt auch männliche Freunde) hatte mich bei der Auswahl meiner Kleidung beraten, damit ich einigermaßen schick zum ersten Date gehen sollte.

Wegen einer Operation musste ich jedoch zwei verschiedene Schuhe tragen. Einen Stiefel und einen hässlichen orthopädischen Schuh am rechten Bein. SCHRECKLICH!

Anschließend wurde ich vom Team zu einem Rummelplatz gebracht, wo man bald mit den Außenaufnahmen begann.

Das erste Treffen mit allen drei Bewerbern sollte an einem Rummelplatz vor einem Riesenrad starten.

An diesem Tag war es sehr kalt, sehr windig und ich fror.

Doch geduldig wartete ich auf „diesen Einen", der mich mit seinem Bewerbungsfoto in Sekundenschnelle verzaubert hatte.

Es war echt verhext, eben an diesem Tag wollte ich hübsch sein und nun dieser dumme orthopädischen Schuh, der wie ein Yeti-Abdruck aussah.

Ich hoffte doch sehr, dass sich mein Traummann daran nicht stoßen würde oder er einen Eindruck von mir gewinnen würde, als hätte ich eine Behinderung.

Das Filmteam orderte mich von der Kamera in ca. 30 Meter Entfernung.

Dort musste ich auf die Ankunft meiner Bewerber warten.

Ich wartete äußerst ungeduldig und war sehr neugierig.

Wann wird er kommen? Wird er überhaupt kommen?

Was wird er sagen? Wie wird er mich ansehen?

Werde ich ihm gefallen?

Hals und Zunge wurden derart trocken, dass ich befürchtete, durch die Trockenheit kein Wort heraus zu bekommen.

Und nun dieser frostige Wind! Er zerzauste mein Haar! Meine Nase und meine Wangen waren so aufgefroren, wie sie bloß Maronibrater im kalten Winter haben. Ich sah nicht sehr vorteilhaft aus.

So wollte ich echt nicht aussehen, wenn der Mann meiner Träume kommt. Ich wollte doch für ihn hübsch sein.

Die Zeit verging unendlich langsam und mein Herz schlug so kräftig, dass ich es sogar an meinem Kinn spürte.

Ich atmete laut und schwer vor Aufregung.

UND...Da! Auf einmal eine gewisse Hektik - und das Filmteam schwenkte schnell in eine andere Richtung.

Dann beobachtete ich, dass das Filmteam mit einem älteren Mann sprach.

Ich vermutete, dass es ein neugieriger Passant sei, der dem Filmteam im Wege stand und er deshalb vom Team verwiesen wurde.

Als jedoch das Filmteam mit diesem Mann intensive Gespräche führte, wurde ich stutzig und dann hatte ich diese gewisse Vermutung im Kopf, dass es wahrscheinlich doch kein Passant sondern ein Bewerber war?

Na ja, doch irgendwie kannte ich diesen Bewerber gar nicht. Wer …?

In meinen Gedanken ließ ich nochmals die Bewerberfotos durchlaufen. Ah? Und irgendwie dämmerte es dann bei mir!

Hatte auf einem der Bewerbungsfotos ein Mann einen ähnlichen Bart? Ja, ich hatte einen Mann mit einem Bart gesehen. Bloß jener Mann, der beim Filmteam stand, hatte einen grauen Bart und war sehr viel älter.

Der Verdacht, dass wahrscheinlich dieser Kerl ein Bewerbungsfoto eingesandt hatte, welches ihn mindestens 20 Jahre jünger dar stellte, bestätigte sich. Auf dem Bewerbungsfoto sah er irgendwie intellektuell aus, war dieser doch einmal selbst ein Kameramann.

Doch in der Realität sah er eben ganz anders aus. Und was sollte ich nun mit diesem Mann?

Mein Ärger wuchs. Äh Mann oh Mann!

Die Dreharbeiten würden mir nun sicherlich nicht mehr so leicht fallen. Wenn das so weiterging, na dann?

Was würde noch anfallen?

Hoffentlich war wenigstens das Foto von Hans noch aktuell!

Sonst hätte ich wochenlang täglich einen Albtraum geküsst.

Diese Aktion wäre mir ein Leben lang im Magen gelegen.

Ich hatte echt keine Lust mehr, ich wollte ganz einfach nach Hause fahren.

Und so haderte ich mit mir, worauf ich mich eingelassen hatte und bereute, bei dieser Serie zugesagt zu haben.

Meine einzige Hoffnung war nun wirklich dieser „gut aussehende Hans".

Hoffentlich kam er - und ich wollte ihn genau so aussehend wie auf dem Foto, dass er mir gesandt hatte!

Er würde mich durch die ganze Serie hindurch retten.

Ich hatte wirklich Angst, dass er nicht kommen würde.

Und dann war es soweit, dass ich vom Team zu diesem „bärtigen, fremden Mann" beordert wurde.

Meine Beine fühlten sich an, als hätte ich Zementklötze an ihnen. Und zögernd setzte ich Fuß für Fuß in die Richtung des bärtigen Mannes.

Was wollte dieser Mann hier? Dieser Mann irrte sich in seiner Selbsteinschätzung.

Ich wusste jedoch von der ersten Sekunde an, dass es mit diesem Mann kein „happy end" geben würde.

Und dann stellte mir das Team tatsächlich diesen Mann als Bewerber vor.

Ich war total irritiert und mein Lächeln wirkte sehr verkrampft. Zudem wollte ich trotz all dem diesen Mann nicht absichtlich kränken oder offensichtlich benachteiligen.

Die Aufnahmen liefen und ich musste nun aus dieser Situation das Beste zu machen. Ich hoffte, dass ich standhielt. Und wieder haderte ich mit mir.

Warum hatte ich mich bloß auf diese Sache eingelassen?

Doch es half nichts, nun musste ich da durch.

Als ich später mit diesem „älteren" Mann ein paar Worte wechselte, stellte er sich als sehr lieber, zurückhaltender Mann heraus, der einen netten, stillen Humor zeigte.

Doch irgendwie schien er besser als Vater bei mir durchzugehen. Als Partner jedoch absolut gar nicht.

Und dann musste es auf einmal sehr schnell gehen. DENN?

Der zweite Bewerber sei im Anmarsch!

Ich musste mich weiter entfernen, da ich zu nahe beim Filmteam stand.

Auch dieser Bewerber sollte mich nicht sofort sehen. Und er würde gleich kommen!

Oh Gott, er kommt!

Dieser Mann, den ich so unwahrscheinlich sehnsüchtig erwartete.

Dieser Mann, der meine Neugierde erweckte und der etwas in mir bewegte, was ich ganz genau zu deuten wusste.

Er, den ich täglich am Desktop meines Laptops wie einen Gott anbetete und der mir am Display meines Handys so ironisch entgegen lächelte.

Er, der etwas ausstrahlte, was ich mit meinem Geiste und meinem Körper unbedingt vereinen wollte.

Ich war ja so aufgeregt und hatte das Gefühl, dass sich meine Knie wie Gummi anfühlten.

Ich musste mich gewaltig zusammen nehmen.

UND ENDLICH!

Obwohl ich ihm noch nicht sehen durfte, lugte ich heimlich hinter jener Ecke hervor, wo ich leider noch etwas zuwarten musste.

ICH SAH IHN SCHON VON DER FERNE!

Da kam er endlich!

Ein sehr schlanker, dunkelblonder, großer Mann, der mit lässigen Schritten zügig auf das Filmteam zukam.

Noch hörte ich nicht, was er sagte, doch ich sah ihn einige Sekunden lang! U N D ?

Ich verspürte blitzartig eine magnetische Anziehungskraft, die mich förmlich mit aller Gewalt zu ihm hinzog.

Trotz der eisigen Kälte, die an diesem Tag herrschte, konnte ich dennoch dieses wärmende Gefühl in meiner Magengegend wahrnehmen.

UND? Er war ja auch mein Retter in der Not!

In meinem Bauch kribbelte es ganz verrückt!

Das war total irre!

War ich nun endgültig verrückt geworden?

Nun spürte ich sie „diese berühmten Schmetterlinge", die so oft beschrieben wurden, wenn man verliebt ist.

Dann ging alles sehr schnell.

Sekunden später sah ich, dass dieser Mann auf einmal kehrt machte und sich samt Koffer eilig entfernte.

Er lief fort?

Samt seinem Koffer?

Mein Gott!

Ist das die Möglichkeit?

Wo mag er nur hinlaufen?

Gab es Probleme?

Der einzige Mann, der mir gefiel, lief fort?

Fort von mir?

Er hatte mich doch noch nicht mal gesehen!

Meine Stimmung sank auf den Nullpunkt!

Es war aus und vorbei!

Eine plötzliche Übelkeit in der Magengegend und ein unerträgliches Verlierergefühl machten mir in diesem Augenblick meine Situation fast unerträglich.

Zudem stand ich noch in einer Wind Ecke.

Mein Kehle schnürte sich zusammen. Ich war nahe daran zu weinen und fühlte mich total verloren.

Nee, ich wollte ganz einfach nicht mehr. Zudem dachte ich noch an den Mann mit dem grauen Bart!

Hysterisch geworden - nahm ich mir vor, dem Team sofort meinen Ausstieg aus der Serie kundzutun und die Konsequenzen daraus zu ziehen. Ich war zu diesem Zeitpunkt wirklich nervlich äusserst angespannt und verzweifelt.

Ja! Es war in diesem Augenblick mein fester Vorsatz! Also dann ran an diese unangenehme Sache!

Und – gerade, als ich es tun wollte, kam das Filmteam auf mich zu.

Die Leitung des Projektes informierte mich, dass dieser Mann bloß den Koffer des älteren, also des ersten Bewerbers in das Auto brachte. Der Koffer würde bei den Aufnahmen stören.

Ich atmete erleichtert auf und nahm freudig diese Auskunft entgegen.

Also es war wirklich eine sehr schwere Last von mir gefallen.

Nun konnte ich wieder hoffen, dass dieser hübsche Mann wiederkommt.

Ungeduldig wartete ich.

Für mich schienen Stunden zu vergehen, als ich diesen gut aussehenden Mann, der mich so faszinierte, endlich aus der Ferne wieder kommen sah.

Ich beobachtete wiederholt seinen etwas hektischen, doch beschwingten Gang.

Seine Körperhaltung, seine Gestik und sein hübsches Gesicht. Oh Mann oh Mann! Sah dieser Mann gut aus!

Seine leicht gewellten, dunkelblonden Haare und seine feinen Hände, die so aussahen, als wäre Arbeit ein Fremdwort für ihn.

Als er noch näher kam, konnte ich in seinen beiden äußeren Augenwinkeln die süßesten Krähenfüße erkennen, die ich je gesehen hatte. Obwohl? - fast alle Männer haben so etwas – sind aber nicht süß dabei.

Komisch: Bei Frauen findet man es nicht so charmant!

Doch sein Gesicht ließen sie unglaublich männlich erscheinen. Und? Sogar seine Augenfarbe konnte ich nun erkennen.

Seine kleinen, schmalen und grüngrauen Augen hatten einen sehr sanften, jedoch abtastenden Ausdruck.

Und als er noch näher kam, konnte ich unter seinen Augen diese zarten Augenringe erkennen, die sein Gesicht komischerweise noch liebenswerter machten.

Seine Lippen hatten eine sehr schöne Form.

Intuitiv dachte ich daran, dass er sicherlich gut küssen könne.

Seine wirklich sehr schöne, feine und gerade Nase, gab seinem Gesicht einen frechen und doch energischen Ausdruck.

Ich prägte mir sein Gesicht sofort ein.

Was mochte er in diesem Augenblick wohl denken?

UND?

Er trug einen Blumenstrauß in der Hand.

Dabei lächelte er bewusst charmant und doch irgendwie unsicher.

Und „diese ganz kleine Unsicherheit" war das, was diesen Mann so menschlich und liebenswürdig erscheinen ließ. Ich spürte sofort so eine Art Helfersyndrom in mir aufsteigen.

Und er hatte eine so natürliche Ausstrahlung!

Augenblicklich fühlte ich eine derart tiefe Zuneigung zu ihm, die mein Herz erwärmte.

Ich wollte diesen Mann vom ersten Augenblick an.

JA, das wollte ich!

Ich spürte seine Körperwärme von der Ferne auf mich wirken und ich spürte auch seine Energie, die auf mich überging. Es war eigenartig.

Ich genoss dieses Gefühl, dass mich wärmte. Ob er es auch fühlen konnte? Doch ich wollte mir nichts anmerken lassen.

Das Team nahm ihn im Empfang und sie begannen mit dem Interview.

Ich verstand natürlich kein einziges Wort, da der Wind die Töne in eine andere Richtung blies.

Doch ich konnte zwischendurch seine Augen sehen, die unruhig und etwas nervös umher suchend blickten. Suchte er nach mir?

Nach dem Interview bekam ich ein Zeichen, dass ich mich nun in Richtung Team und ihm selbst bewegen sollte.

Ein paar Schritte noch!

Nun sollte ich endlich meinen Favoriten persönlich kennen lernen.

Irgendwie unsicher und etwas tollpatschig bewegte ich mich in seine Richtung.

Ich war nun näher bei ihm, welch ein Gefühl. Und dann?

Ich konnte mich nicht satt sehen an diesem Mann, so gut gefiel er mir in der Realität.

Und ich kam noch näher! Ja!

Dieser Mann kam und siegte in 100ertstel Sekunden.

Ich mochte ihn, seine wunderschönen Augen, seinen schönen Mund und sein ganzes Gehabe.

Irgendwie hatte ich den Eindruck, dass er wieder mal ganz kurz zu mir herüber sah.

Diesen Augenblick nutzte ich und deutete etwas unbeholfen mit meinem operierten Bein in seine Richtung.

Dabei rief ich ihm informativ zu, dass ich nicht behindert sei, sondern nur eine Operation hinter mir hätte.

Das sollte lustig klingen, kam aber nicht so, weil ich total verlegen wurde.

Womöglich hätte er Panik, und würde aus diesem Grunde nicht mehr mitmachen wollen.

Doch ich bemerkte, dass er mich gar nicht verstanden hatte, da er zu sehr mit dem Team und deren Anweisungen beschäftigt war.

Das letzte Stück kam mir die Projektlung mit diesem überaus erotischen Mann entgegen und stellte ihn mir als „Hans" vor.

Wow….

Ich sah wie gebannt in seine wunderschönen Augen und da ertrank ich zum ersten Mal in seinem Blick.

Ich wollte mich aus diesem Blick nicht mehr lösen, er verursachte mir ein wohliges, geborgenes Gefühl.

Verlegen überreichte mir Hans den Blumenstrauß.

Und wieder ertrank ich in seinen Augen und schämte mich dabei, mit der Hoffnung, dass er es nicht bemerken würde. Mein Gott, dieser Mann war so gut aussehend! Solch einer müsste verboten werden!

Verlegen faselte ich so etwas wie „ich freue mich, dass du da bist" und weiteres …dadaanke.

Ich starrte unentwegt und wie in Trance in seine wunderschönen, sanften Augen, die mich begehrend betrachteten. .

Da konnte ich ganz einfach nichts anderes mehr denken, als: DICH WILL ICH! UND KEINEN ANDEREN!

DICH LASSE ICH NICHT SO SCHNELL WIEDER GEHEN! NUN ENTKOMMST DU MIR NICHT MEHR!

Und ab nun gingen tausende von Gedanken durch meinen Kopf und alles drehte sich bloß um ihn.

Dann ging alles schnell. Auf einmal herrschte Chaos. Es wurde hektisch gesprochen und emsig telefoniert.

Weshalb? Es stellte sich heraus, dass ein Bewerber, also der letzte und dritte im Bunde, überraschend wegen eines Unfalles ausfiel.

Also musste schnellstens ein Ersatzbewerber anreisen, der in der Nähe des Drehortes wohnte.

Wieder wurde telefoniert, diskutiert und es herrschte große Hektik und Aufregung.

Nach einiger Zeit endlich die Aufklärung mit der Lösung, dass sich eben gerade ein Ersatzbewerber aus einem nahe gelegenen Ort auf dem Wege machen würde. Für die Wartezeit wurde mit einer dreiviertel Stunde gerechnet.

In dieser Zeit nahm das Team den hübschen Hans in Beschlag und ich besichtigte einstweilen mit dem zweiten Bewerber diverse Souvenirläden, wo es auch einigermaßen warm war.

Nach einiger Zeit registrierte ich einen Clochard in der Nähe des Teams. Seine Hose war zerrissen und er machte einen unausgeschlafenen, etwas schmutzigen Eindruck.

Doch – dass er so nahe beim Team war, machte mich nervös. Zudem schien dieser Mann mich immer wieder zu fixieren, was mir irgendwie unangenehm war.

Den nächste Schock bekam ich, als nach einiger Zeit die Projektleitung des Teams auf mich zukam - im Schlepptau mit diesem Mann! Erschrocken vermutete ich etwas, was ich absolut nicht wollte.

Schließlich stellte man mir eben „diesen Mann" als Ersatzbewerber vor.

Und? Spätestens zu diesem Zeitpunkt kippte ich fast aus meinem orthopädischen Schuh und ich war einem Zornesausbruch nahe.

Erschreckend war zudem, dass ich den Ersatzbewerber mit einem Clochard verwechselt hatte!

Äh Mann! Meine Nerven!

Hans war nach wie vor dabei und war wie ein Retter, der die ganze Serie verschönerte und mit seiner Art von Humor die ganze Serie auflockerte und auch erheiterte.

Fakt war, dass nun alle drei Bewerber anwesend waren und die Serie zügig abgedreht werden konnte.

UND? Gott sei gedankt, dass der einzige Bewerber, der mir wirklich gefiel, noch hier war!

Und bloß Hans bewog mich dazu, dass ich diese Tortur weiterhin auf mich nahm!

Es war es anschließend geplant, dass alle drei Bewerber und ich in einem Abteil in einem Riesenrad saßen, wo die Aufnahmen beginnen sollten.

Das Team, welches natürlich die ganze Tragödie mit trug, tat Gutes daran, dass sie mich mit meinem Lieblingsbewerber zusammentat.

Und das taten sie dann ziemlich oft. Und so ergab es sich, dass dieser sehr gut aussehende Hans und ich auch im Abteil des Riesenrades nebeneinander saßen.

Ich spürte förmlich seine Anwesenheit. Ich saß neben ihm und wollte gar nicht mehr aufstehen, so wohl fühlte ich mich. Dieser Mann hatte etwas Charismatisches an sich, ich konnte mich ihm ganz einfach nicht entziehen. Und als ich in seine Augen sah, wurde ich wirklich sehr verlegen.

Die anderen beiden Bewerber nahm ich eigentlich nur wie durch einen Schleier wahr.

Ich war total auf Hans fixiert. Allein seine Nähe zu fühlen, machte mich für eine Beurteilung der anderen Bewerber total unfähig. Sie waren nicht mehr existent.

Nun war es vorgesehen, dass ich den Bewerbern ein Willkommensgeschenk überreichen sollte.

Automatisch übergab ich allen Bewerbern ein kleines Begrüßungsgeschenk. Es war für alle drei dasselbe.

Ich tat es wirklich ungerne, denn im Normalfall beschenke ich keine fremden Männer, das ist für mich ein absolutes „Not go".

Doch in dieser Serie kam es gut an. Ich sprach noch ein paar höfliche Floskeln dazu. Auf den Wortlaut kann ich mich jedoch nicht mehr erinnern.

Erinnern kann ich mich hingegen sehr wohl an die ersten Worte, die ich Hans zugeflüstert hatte.

Das Riesenrad setzte sich in Bewegung und wir schwebten immer höher und höher.

Nachdem ich ganz nahe neben diesem gut aussehenden Mann saß, bemerkte ich, dass sein linkes Ohr zunehmend rot anlief.

War er etwa verlegen? Ich beugte mich ganz nahe zu seinem Ohr, wobei mich wiederholt seine erotische Ausstrahlung faszinierte.

Und? Ich flüsterte leise und sehr aufgeregt in sein kleines Ohr:

„Dein Ohr ist ganz gerötet!" „Ist dir heiß?"

Oh, ich hätte ihm gerne viele andere Dinge zugeflüstert, doch es war noch nicht so weit.

Seine Antwort überraschte mich. Nämlich, dass er eigentlich unter Höhenangst leide und er nur wegen mir in diesen Waggon eingestiegen sei.

Ob es nun der Wahrheit entsprach oder nicht, er hatte mich mit dieser Aussage ganz einfach total eingefangen.

Und so kam es wie es kommen musste.

Mit Hans harmonisierte ich von der ersten Sekunde unserer Begegnung an. Er hatte die gleiche Art Humor wie ich.

Wir waren beide schlagfertig, jeder auf seine eigene Art. Wir ergänzten uns ganz einfach, mag es Zufall sein oder nicht.

Er brachte mich sehr oft zum Lachen und ich hörte während der Aufnahmen fast gar nicht mehr auf damit. Ich fühlte mich ganz einfach unbeschwert und wohl in seiner Gegenwart! Und das Lachen tat mir ja so gut!

Hatte ich es doch in den letzten Jahren oft vernachlässigt.

Nach der Fahrt im Riesenrad, sollte ich schon herausgefunden haben, mit welchem der Bewerber ich sympathisiere bzw. mit welchem am wenigsten.

Jener Bewerber, für den ich am wenigsten Sympathie empfand, sollte schon am heutigen Tage aus der Serie aussteigen.

Natürlich entschied ich mich für diesen „optischen Clochard".

Ich konnte mit ihm kein Gespräch finden und er interessierte mich leider überhaupt nicht.

Und trotzdem, als der Zeitpunkt kam, wo ich ihm mein Desinteresse mitteilen sollte, tat mir dieser Mann, der ja so flexibel als Ersatzbewerber eingesprungen war, sehr leid.

Er sah mir mit seinen traurigen Augen entgegen, als hätte er geahnt, dass er schon am ersten Tag ausscheiden sollte.

Und - als ich ihm mitteilte, dass er nun gehen müsse, brach mir aus Mitleid meine Stimme. Schließlich hatte sich auch dieser Mann beworben, um eine Lebenspartnerin zu finden.

Doch ich war nicht die Frau, die an seiner Seite alt werden würde.

In solch einem Augenblick bereute ich es wieder, bei dieser Serie mitzuwirken.

Ich musste einem fremden Menschen weh tun, was nicht wirklich in meiner Absicht lag.

Desto Trotz gingen die Aufnahmen weiter.

Und nun sollte ich mit dem graubärtigen Bewerber in einem Autodrom fahren.

Er freute sich sichtlich, mit mir endlich gemeinsam etwas zu unternehmen.

Während der Fahrt im Autodrom fand ich heraus, dass er - obwohl er überhaupt nicht meinem Geschmack entsprach – ein Mann mit einem gewissen Intellekt war, der zudem einen stillen Humor besaß.

Er war ein alter Hippie, der ein Haus auf einer Nobelinsel in Südasien besaß. Ein Globetrotter, also ein Weltreisender eben. So lebt er ein halbes Jahr in Europa und ein halbes Jahr in Südasien.

Wie er erzählte, war er ein Aussteiger und suchte eine Lebenspartnerin, die mit ihm gemeinsam die restlichen Jahre seines Lebens auf dieser Insel verbringen sollte.

Nach den Aufnahmen bei dem Autodrom ging es weiter, und zwar zu einem Schießstand.

Ich war noch niemals in meinem Leben bei einem Schießstand.

Jeder Treffer gewann – auch wenn es zumeist nur eine Papier Rose war.

Mir fehlte die Romantik für eine solche Papier Rose, doch es sollte alles bloß für diese Romantik Doku sein.

Das Team tat natürlich wieder einiges dazu, dass Hans und ich nebeneinander platziert wurden, um uns noch näher zu kommen.

Wie befürchtet, schossen beide Bewerber je eine Rose für mich und übergaben mir diese grässlichen Dinger.

Und so wurde ich dazu aufgemuntert, auch mal einen Schuss zu riskieren.

Und da ich dies noch niemals in meinem Leben getan hatte, erklärte mir Hans die Handhabung des Gewehres.

Und wie er es mir erklärte! Er erklärte mit einfachen Worten und gab die Anweisungen so präzise, dass ich mir sogar unabsichtlich selbst solch eine grässliche Rose schoss.

Ich hatte ernstlich Anweisungen von einem fremden Mann angenommen? Nein nicht von irgendeinem Mann, sondern von „diesem einen Mann".

Mit Hans war es schon etwas ganz Einzigartiges beim Schießstand, besonders das Nebeneinanderstehen.

Ich muss ganz ehrlich zugeben, als mir Hans die Handhabung des Gewehres erklärte, fand ich es wieder total erotisch! Ich konnte ihm ganz unmöglich entkommen. Selbst als ich wollte, es ging ganz einfach nicht! Ich konnte mich seiner Gegenwart nicht entziehen.

Dieser Mann strahlte und sendete pure Erotik zu mir aus!

Schon allein der Ausdruck seiner Augen animierte mich zu den wildesten Gedanken und war für mich eine echte Herausforderung. Es war für mich äußerst schwer, normal zu denken.

Und noch schwerer war es – als „er" anschließend meine Hände am Gewehr fixierte. Da fühlte ich diesen eigenartigen elektrischen Schlag auf meiner Haut und man sah sogar kleine Blitze funkeln. Mein Gott, diese enorme elektrische Ladung!

Es knisterte zwischen uns beiden unwahrscheinlich stark.

Und? Obwohl es an diesem Tag wieder besonders windig und kalt war, spürte ich in seiner Gegenwart diese eisige Kälte absolut nicht.

Als schließlich die Szene am Schießstand zu Ende gedreht war, suchten wir nach einem bestimmten Restaurant, das sich in der Nähe befinden sollte.

Die Orientierung des Teams war leider nicht sehr optimal und so suchten wir eine geschlagene dreiviertel Stunde nach diesem Lokal, wo wir essen sollten.

Wir liefen einigemale im Kreise des Rummelplatzes und Umgebung. Alle waren wir hungrig und es wurde immer kälter. Mein Bein schmerzte schlimm, doch zeigen wollte ich es nicht.

Das gesuchte Lokal befand sich dann letztendlich ganz in der Nähe des Schießstandes. Wir waren also irrtümlich den falschen Weg und zusätzlich noch im Kreis gelaufen.

Das Gute daran war, dass der „für mich sehr gut aussehende Hans" immer an meiner Seite ging. Ich hatte mich schon so sehr an ihm gewöhnt. Seine Gegenwart tat mir unheimlich gut.

Endlich waren wir bei dem lang gesuchten Restaurant angelangt. Der Hunger war inzwischen schon ziemlich groß.

Einige Drehszenen noch vor dem Restaurant und dann durften wir endlich in die warme Stube, wo es wohlig warm war.

Es war eine biedere Lokation.

Als wir uns an dem uns zugewiesenen Tisch platzierten, saß dieser „hübsche Mann" visasvis. Nun konnte ich ihm die ganze Zeit ansehen (Mann oh Mann, der musste sich ja beim Essen verschlucken).

Ich registrierte beim Einlesen der Speisekarte, dass Hans zufälligerweise die gleichen Speisen beim Essen bevorzugte wie ich.

Bloß: Ich wollte nicht das selbe bestellen wie er. Er könnte sonst annehmen, dass ich ihn nachahmen wolle. Deswegen bestellte ich etwas anderes.

Während des Essens stellte ich aus den Augenwinkeln fest, dass er auch beim Essen ein überaus unkomplizierter, anspruchsloser Typ von Mann war.

In dieser Weise ähnelte er mir ebenso.

Mir kam es vor, als würde ich ihm schon ewig kennen!

Ich wollte seine Anwesenheit so lange wie möglich fühlen.

Und? Er hatte immer einen Scherz in Reserve!

In ihm hatte man einen überaus amüsanten, lustigen Gesprächspartner, der oftmals die ganze Runde zum Lachen brachte.

Und dann passierte mir eine Peinlichkeit, die ich eigentlich gerade an diesem Tage nicht für erstrebenswert hielt.

Nämlich, als mir der „süße Hans" so rein zufällig, mit einem ironischen Lächeln mitteilte, dass ich Petersilie in meinen Zähnen hätte.

Natürlich wurde ich total verlegen, dass mir gerade so etwas und noch dazu in seiner Gegenwart passierte!

Er hingegen schien sich zu amüsieren. Und ich bemerkte diesen gewissen, leicht spöttischen, Ausdruck in seinen Augen. Oh, wie peinlich!

Der ältere Bewerber hielt seinen Gesprächstoff in Grenzen und entpuppte sich eher als Zuhörer. Doch er ließ uns erfahren, dass er sich vegetarisch ernährte und gerne grünen Tee trank.

Nach dem Essen waren wir natürlich sehr müde. Schließlich waren wir alle den ganzen Tag unterwegs und die Kälte hatte uns viel Energie aus den Körpern gezehrt.

Eine letzte Szene wurde noch beim Verlassen des Lokals gedreht, wo Hans und ich das Lokal verlassen mussten.

Zwischen zwei Szenen waren wir beide bloß für einige Minuten alleine und – obwohl es zu diesem Zeitpunkt verboten war – hatte ich noch Gelegenheit, ihm meine Handynummer zu geben. Es musste total schnell gehen. Und ich war schneller!

Gleich würde das Team kommen und beide Bewerber würden zum Hotel gefahren werden. Dort würden sie den ersten Tag übernachten.

Ich selbst wurde vom Team – sehr behütet - nach Hause gebracht.

Würde dieser Mann noch ein wenig Zeit für mich opfern?

Im Normalfall durfte es ja nicht sein, doch die Kamera würde ja nicht dabei sein? Es war so aufregend.

Zu Hause angekommen, machte ich mich ganz schnell ein wenig frisch, man kann ja nie wissen? Oh, an was dachte ich denn da?

Würde dieser Mann den Mumm aufbringen oder nicht?

Ein wenig später klingelte mein Handy. Und? Es war Hans! Hektisch gab ich ihm meine Wohnadresse durch.

Wow! Er war nicht nur sehr frech, er hatte auch Mut!

Ich war ja so sehr aufgeregt. War es richtig, dies zu tun?

Wir würden uns nun in einigen Minuten treffen!

Ich freute mich riesig, dass er noch nach diesem anstrengenden Tag kommen würde.

Nun würde ich also bald diesen Mann gegenüber stehen und das ganz ohne Team.

Was sollte ich mit ihm sprechen?

Oder sollte ich…? Nee, das lasse ich lieber… oder?

Lieber miteinander sprechen!

Ja, das werden wir….? Ich war total durcheinander.

Und als er dann seine Anwesenheit per Handy ankündigte, fuhr ich mit dem Aufzug hinunter, da es keine Gegensprechanlage in unserer Wohnhausanlage gab.

Ich sah ihn schon durch das Glasfenster der Eingangstüre stehen.

Aufgeregt und einige male das Schlüsselloch verfehlend, führte ich den Schlüssel endlich in das Schloss und sperrte zitternd auf. Na, das fing ja schon gut an!

Im Inneren hoffte ich, dass er sich auch freute, hier zu sein. Obwohl? Irgendwie kam er mir besonders müde und erschöpft vor.

Und dennoch sahen mich seine schönen Augen sehr neugierig an. Mein Gott! Sah dieser Mann gut aus!

Und dann?

Im Aufzug ging es sehr schnell. Die Aufzugstüre schloss sich wie im Zeitlupentempo, doch Hans küsste mich in Lichtgeschwindigkeit! Oh Mann, dieser süße Kerl küsste so gut und zudem schmeckte er mir ebenso!

Total gebannt von ihm, wehrte ich mich natürlich absolut nicht. Und hätte ich Glühbirnen in meinem Gehirn – sie wären durchgebrannt und explodiert!

Ich gab mich dieser Situation hin und hätte in diesen wenigen Sekunden alles, aber wirklich alles getan!

Die STOPP-Taste des Aufzuges war ja zum Greifen nahe.

Doch der richtige Zeitpunkt war noch nicht gegeben.

Und? Gott sei gedankt, dieser Mann war ganz und gar nicht schüchtern oder gehemmt.

Nee, das war er absolut nicht. Und ganz ehrlich?

Ich wünschte, dass der Aufzug nie ankommen würde.

Seine Küsse? Sie waren sehr zärtlich und zugleich fordernd. Sie fühlten sich ganz einfach fantastisch an.

Ich wollte gar nicht wieder aufhören.

Doch leider liegt meine Wohnung im zweiten Stock! Und im Nu waren wir da.

Doch - wenn man jetzt erwartet, dass hier die „sogenannte" große, heisse Bettszene stattfand? Nee, in meiner Wohnung passierte derzeit rein gar nichts.

Wir unterhielten uns ganz anständig über die Aufnahmen und welche Beweggründe wir hatten, bei dieser Romantik Doku mitzumachen.

Normalerweise gab es viel mehr zu erzählen, doch irgendwie schienen meine Gehirnzellen in seiner Gegenwart eigene Wege zu gehen, nämlich die des Streiks.

Und so vergaß ich viele Dinge, über die ich eigentlich sprechen wollte.

Hoffentlich dachte er nicht von mir, dass ich dumm sei, (blond war ich ja ohnehin).

Da ich in meiner Vergangenheit immer in langen Beziehungen lebte, hatte ich leider sehr wenig Erfahrung mit fremden Männern - und das würde mir wahrscheinlich zum Verhängnis werden.

Doch ich wollte mich unbedingt ändern - bloß für diesen Mann! Und wissen wollte ich es ebenso!

Hans stellte sich im privaten Bereich auch als sehr angenehmer und lustiger Unterhalter heraus. Und? Zudem war er noch so charmant und besonders lieb. Ob es sein Naturell war oder nicht? In dieser Zeit war es egal, denn es zeigte Wirkung bei mir!

Er wurde schon spät und wir mussten sich leider für diesen Tag verabschieden. Gute Nacht hübscher Mann, bis morgen!

Seine wirklich heissen und so gut schmeckenden Küsse nahm ich in Gedanken mit in mein Bett.

Und an diesem Tag schlief ich wirklich sehr unruhig.

Der zweite Drehtag

Das Drehbuch schrieb vor, dass an diesem Tag schon früh am Morgen der Einzug beider Männer in meine Wohnung abgedreht werden sollte.

Beide Männer sollten für zwei Nächte und einen Tag in meiner Wohnung untergebracht werden. Vorher wurden noch zusätzlich Außenaufnahmen gemacht.

Nach der Begrüßung zeigte ich Hans und dem anderen Bewerber meine Wohnung und anschließend ihre Schlafgelegenheit im Wohnzimmer, wo sie gemeinsam die folgenden zwei Nächte verbringen sollten. Und wenn ich ehrlich sein müsste? Ich hätte keinerlei Probleme damit, wenn Hans schon an diesem Tag in mein Bett gekommen wäre. Doch das wäre beim Filmteam (oder später beim Publikum) sicherlich nicht gut angekommen! Oder? Ich habe wieder einmal meinen Mund zu voll genommen.

Am gleichen Tag war noch eine Schiffsreise entlang des Kanals geplant. Dazu sollte meine hübsche Schwester als

Ratgeberin hinzugezogen werden, die mich bei der Partnerwahl beraten sollte.

Und auch heute war es natürlich wieder frostig kalt und die Dreharbeiten zogen sich bei dieser Kälte endlos dahin.

Mit meiner hübschen Schwester wurde mehrmals die Szene ihrer Ankunft und zusätzlich während unserer Begrüßung, abgedreht.

Der arme Hans hingegen wurde oftmals zum Kanal geschickt, wo er endlos Stufen hinab- und hinaufsteigen musste, um dieser Szene gerecht zu werden. Und gerade dort war es am kältesten und auch am anstrengendsten.

Er tat mir so leid! Zusätzlich war es um jeden Dekagramm seines Körpergewichtes schade, welches er verlor, da er ohnehin sehr schlank war. Und er sah so erschöpft aus. Der Arme! Am liebsten wäre ich an seiner Stelle gelaufen, um es ihm etwas leicher zu machen.

Der ältere Bewerber und ich wurden nur während unserer Begrüßung aufgenommen.

Als die Außenaufnahmen beendet waren, durften wir endlich auf das Schiff, wo es wohlig warm war.

Wir besetzten einen uns zugewiesenen Tisch mit Ausblick auf den Kanal. Meine Schwester platzierte sich neben dem älteren Bewerber, der sichtlich erfreut war und auch gleich darauf mit ihr eine Unterhaltung begann.

Ich war froh darüber, dass er etwas Beschäftigung hatte. So konnte ich reinen Gewissens neben Hans sitzen und mich mit ihm unterhalten. Ich war etwas ernster geworden und hatte panische Angst meine Gefühle zu zeigen.

Ich beobachtete wieder den Ausdruck seiner Augen. Heute schien mir der Ausdruck in seinen Augen besonders nachdenklich, so als hätte er große Sorgen.

Ich hoffte, dass seine Sorgen nicht all zu groß seien. Mein Mitleid war so groß, dass ich in meinem Herzen einen ziehenden Schmerz fühlte. Was es wohl sein mochte?

Und immer wieder dachte ich über diesen traurigen, nachdenklichen Ausdruck, in seinen sanften Augen nach.

Hing es mit seinem Vorleben zusammen? Ich kannte ja sein Vorleben noch gar nicht. Doch ich getraute mich nicht danach zu fragen. Vielleicht würde er es für taktlos empfinden. Doch irgendetwas war nicht in Ordnung.

Wir hatten am heutigen Tage – außer beim Essen - nicht sehr viel Gelegenheit, uns zu unterhalten. Das Filmteam wollte immer etwas anderes und wir waren alle sehr busy.

Beim Essen wurde nicht gefilmt und es war gut so. Während des Essens unterhielten wir uns ein wenig und es war eine angenehme Atmosphäre.

Nach dem Essen wurden beide Bewerber nacheinander aufgerufen, um ihre Meinung über mich abzugeben, welche ich aber nicht hörte, da die Aufnahmen nach außen verlegt wurden.

Ebenso wurde meine Meinung über beide Bewerber eingeholt. Anschließend wurde noch die Meinung meiner hübschen Schwester zu den beiden Bewerbern gefragt, was ich auch nicht hören durfte.

Ich denke mal, meine hübsche Schwester hatte zu diesem Zeitpunkt schon gewusst, für wen ich mich entschieden hatte. Egal wie es auch ausgehen mochte.

Wenn mich jemand gut kannte, dann war sie es.

Die Aufnahmen vor und am Schiff waren nun endlich abgedreht. Doch der Tag war noch nicht zu Ende.

Nun ging es in eine „After Hour Cocktail Bar" in die Stadt, wo mein liebster Freund Paul erwartet wurde. Paul sollte mich zusätzlich bei der Wahl meiner Bewerber in einer beratenden Tätigkeit unterstützen, was er sehr gerne tat.

Die Außenaufnahmen zum Weg in diese Cocktail Bar gestalteten sich Gott sei gedankt „extra langwierig".

Zum Beispiel wurde eine Szene "händchenhaltend" (der „süße Hans" und ich) sehr oft wiederholt!

Dabei wurden wir jedesmal in eine Seitengasse beordert, wo es ziemlich finster war.

So oft es ging – und uns die Kamera nicht sah - küssten wir uns. Es war echt aufregend und mir machte es großen Spaß, weil ich ohnehin von dem Süßen nicht genug bekommen konnte.

Konnte es sein, dass diese Szene vom Filmteam absichtlich organisiert wurde, um uns Gelegenheit zu geben, möglichst viel und oft in Kontakt zu kommen?

Sie waren ja die ursprünglichen „Kuppler".

Der ältere Bewerber hingegen wurde inzwischen mit anderen Dingen beschäftigt.

Mir kam es vor, als hätten wir beide eine Hauptrolle in einem Liebesfilm.

Natürlich bei solchen Szenen fühlte ich kaum die Kälte an diesem wirklich kalten Abend. Hatte ich doch zusätzlich die warme Hand des „Süßen Mannes" in meiner, die mich wärmte.

So kam es nach und nach – und bei jeder Gelegenheit - zu weiteren Küssen, die mir diesen Abend unvergesslich machten.

Es war wie eine Sucht! Total aufgeputscht und überdreht, konnte ich ganz einfach nie genug bekommen.

Und ich fühlte, dass Hans zu diesem Zeitpunkt die gleiche Sucht nach mir hatte. Na dann?...

Übrigens: Meine Lippen brauchten an diesem Tag keinen Lippenstift mehr, sie waren von den vielen Küssen ohnehin knallrot und total aufgebrannt.

In der Cocktail Bar erwies sich der zweite Bewerber als griesgrämig und eigenwillig, was auch verständlich war. War er doch die meiste Zeit alleine. Er musste sich ja irgendwie abreagieren.

Ich denke, deswegen war ihm der Rauch in dieser Bar zu viel, obwohl wir in einem Nichtraucher Raum saßen.

Und er tat mir auch deswegen sehr leid, zudem ich bemerkte, dass er sich mit einem Asthmaspray in den Mund sprühte. Deswegen nahm ich an, dass er entweder Asthmatiker oder an den Bronchien erkrankt war.

Bloß, er hatte ja bisher nichts darüber erwähnt.

So trank er - still in sich gekehrt - seinen bestellten Fruchtsaft, den er zusätzlich mit lau warmem Wasser aufgoss und sinnierte in sich gekehrt.

Hatte er etwa bemerkt, was zwischen Hans und mir lief? Schließlich sah er doch auch meine leuchtenden Augen, wenn ich Hans ansah! Sie strahlten förmlich.

Es war doch wirklich nicht zu übersehen!

Ahnte er auch bereits zu diesem Zeitpunkt, dass er als Bewerber keine Chance hatte?

Auch heute zeigte er Ermüdungserscheinungen, die in seinem Alter und nach solch einem Tag stinknormal waren.

Und ich dachte nach, warum er sich eigentlich mit einem Foto beworben, welches im um viele Jahre jünger darstellte? Er musste doch annehmen, dass er mir höchstwahrscheinlich nicht gewachsen war?

Er hatte ja den Vorteil, dass er mich vorher im TV gesehen hatte. Ich denke mal, dass man da auch schon mein Temperament erkennen konnte? Und ich sah auch genau so aus, wie ich wirklich war.

Na ja, man sagt, viele Männer leiden an einer Art „Selbstüberschätzung". Und er eventuell auch?

In der Cocktail Bar saß Hans natürlich neben mir und – wie üblich – war er derjenige, der wieder einmal die ganze Runde unterhielt.

Man hätte meinen können, er hätte Sprechperlen gegessen, welche im Normalfall Wellensittiche fressen, um zum Sprechen angeregt zu werden.

Und? Er schien beim Sprechen keinerlei Luft zum atmen zu brauchen oder Müdigkeit zu verspüren.

Ich wusste, ohne „diesem Süßen Mann" hätte diese ganze Romantik Doku keinen Spaßfaktor oder Unterhaltungswert gehabt.

Als wir endlich den heutigen Tag abgedreht hatten, fuhren wir mit dem Taxi zum Abendessen in ein Lokal, welches sich in der Nähe meiner Wohnung befand.

Nach dem Abendessen in diesem Restaurant, welches sich exakt gegenüber meiner Wohnhausanlage befand, ging es schließlich heimwärts.

Nun kamen wieder meine Gedankengänge in Regung.

Ich – mit zwei fremden Männern alleine in meiner Wohnung?

In solch einer Situation hatte mich noch nie in meinem Leben zuvor befunden. Es war mir äußerst fremd.

Doch im Grunde genommen konnte mir eigentlich gar nichts passieren.

Waren wir doch unter Kontrolle des Filmteams und zusätzlich hatte ich noch einen Beschützer, nämlich Hans, dem ich voll und ganz vertraute.

Ja, ich fühlte es sogar, er würde mir sicherlich in einer heiklen Situation helfen!

In meiner Wohnung angekommen – wie sollte es auch anders sein – richtete Hans das Nachtlager seines Konkurrenten – der zu müde war - und sein eigenes.

Nachdem alles erledigt war, wurde jedoch der andere Bewerber zickig. Irgend etwas passte ihm nicht so sehr.

Er wollte nun von einer Sekunde zur anderen, also gerade eben in diesem Augenblick, das ganze Wohnzimmer für sich selbst in Anspruch nehmen. Was tun? Das auch noch! Und was nun? Es herrschte momentane Verwirrung.

Ich dachte verzweifelt nach, wo man den süßen Hans unterbringen könnte?

Zum Glück fiel mir ein, dass ich eine Massagematte besaß, die man eventuell im Notfall als Schlaflager benutzen konnte. Mein Gott der arme Hans!

Nachdem nun der ältere Bewerber vehement das ganze Wohnzimmer für sich einnahm, blieb nur mehr die Küche, der Vorraum, das Badezimmer oder mein Schlafzimmer für Hans als Schlaflager zur Auswahl. Das Vorzimmer war zu eng. Und das Badezimmer? Na ja, da musste man ja öfters mal wegen der Toilette hindurch – und ich sowieso und das auch in der Nacht.

Also könnte man die Matte bloß in der Küche unterbringen. Ach, dieser arme Kerl, mit der Matte in der kalten Küche - und auf diesem kalten Fußboden?

Er tat mir so leid!

Doch, wenn ich so nachdachte, so konnte ich ihn ja nicht schon am ersten Tag in meinem Bett schlafen lassen! **(Obwohl ich im Normalfall überhaupt nichts dagegen einzuwenden gehabt hätte).**

Es würde eben derzeit keinen guten Eindruck auf das Filmteam oder ihm selbst machen!

Inzwischen hatte es sich der ältere Bewerber gemütlich gemacht.

Er hatte ja auch alles - wie in einem Luxushotel - zusätzlich einen großen Plasmafernseher und das Wohnzimmer war zudem auch der wärmste Raum in der ganzen Wohnung.

Der süße Hans hatte inzwischen die Massagematte in die kalte Küche transportiert und seine Bettwäsche darauf getan.

Dann plauderten wir noch. Es war schön, mit Hans zu plaudern, egal was es war - und - es war sogar schön zu schweigen mit ihm.

Nach einem anschließenden Kontrollblick in das Wohnzimmer, sah ich verwundert, dass sich der Bewerber ein weißes Nachthemd überzogen hatte und neben ihm lag eine Tasche, die wie eine Notfalls-Apotheke aussah. Ich hatte schon lange keinen Mann in einem Nachthemd gesehen, bloß in Charlie Chaplin-Filmen oder im Spital.

Hans und ich tranken anschließend etwas Champagner, der schon einige Tage zuvor im Kühlschrank gelagert hatte.

Nach einiger Zeit sah ich nochmals nach dem anderen Bewerber, um zu fragen, ob alles in Ordnung sei.

Dieser saß – beide Beine bis oben hin mit Mullbinden eingewickelt auf dem Bett und hatte verschiedene Tinkturen, mit denen er seine Zehen beträufelte. Ich musste (leider) lauthals lachen, denn er erinnerte mich an eine Mumie.

In der Küche wieder ankommend scherzte ich zu Hans lachend: Du, ich glaube, im Wohnzimmer sitzt eine Mumie!

Hans, der dann auch gleich nachguckte, gab natürlich seinen Kommentar dazu. Er meinte dass sich die Mumie eben selbst einbalsamierte, um für die Nachkommen erhalten zu bleiben. Und beide lachten wir Tränen.

Später holte Hans den zweiten Bewerber hinzu, um ihm ein Glas Champagner anzubieten, was dieser – überraschenderweise – annahm.

Es wurde eine nette Unterhaltung. Doch es wurde auch sehr spät und wir mussten für den nächsten Tag ausgeschlafen sein.

Die Aufnahmen waren noch nicht zu Ende.

Endlich lagen beide Männer in ihren Schlafstätten und ich ging nun endlich schnell duschen. Anschließend schmiss ich mich total erschöpft und nachdenklich in mein Bett.

Ping…. Nanu?

Eine SMS von Hans:

„Ich denke du bist eine ganz liebe" stand geschrieben.

Prompt schrieb ich zurück:

„Und du bist auch ein ganz lieber und süßer noch dazu"

Er: „Gute Nacht"

Ich: „Gute Nacht, hoffentlich ist dir nicht allzu kalt?"

Er: „Mir ist schon kalt"

Ich dachte:

Aha, ist das eine Andeutung, dass er gewärmt werden wollte?

Und weil ich so keck bin, war meine Antwort ebenso:

„Na ja, du kannst es dir ja aussuchen, entweder meine Kuscheldecke oder ich - haha"

UND?

DIESMAL KAM KEINE ANTWORT RETOUR

Na super!

Ein Missverständnis!

Peinlich!

Oh Gott, nun hatte ich mich echt lächerlich gemacht!

Oder? Hatte ich diesen Mann verunsichert?

Obwohl ich sehr müde war, konnte ich nicht einschlafen. Ich dachte und dachte und mir war heute besonders kalt.

Und weil mir so besonders kalt war, verspürte ich bald den Drang, die Toilette aufzusuchen.

Um nicht zu stören, ging ich sehr leise in der Finsternis Richtung Toilette.

Im Wohnzimmer registrierte ich bei dem älteren Bewerber „helles Licht bis zum geht nicht mehr und zudem war noch der Fernseher auf Lautstärke für Schwerhörige.

Ärgerlich dachte ich mir:

Mann, ich bin schon froh, dass morgen alles vorbei ist und mein Wohnzimmer endlich wieder frei wird.

In der Küche hingegen schien es dunkel.

Also der süße Hans schlief schon! **SCHADE!**

Ich dachte: „Hoffentlich kann ich auch bald schlafen, morgen wird der Tag noch einmal anstrengend werden".

Nach dem Gang zur Toilette, ging es in der Dunkelheit ebenso schnell zurück ins Schlafzimmer, wo ich mich erschöpft ins Bett fallen ließ.

Doch irgendetwas schien anders – ich hörte etwas, war es atmen? Was ist, wer?.....Lag da ….etwa der süße Hans hier? Oh Gott! Er war es wirklich! Und nun begann ich vor Verlegenheit zu zittern. Das wollte ich eigentlich nicht, war ich doch sonst so keck. Bloß - ich hatte in diesen Dingen schon lange keine Praxis mehr.

Endlich lag nun dieser süße Mann hier in meinem Bett und ich war so sehr verlegen.

Ich flüsterte noch, dass ich Angst hätte….. er flüsterte, dass ich keine Angst zu haben bräuchte…. Und?

Dann ging alles sehr schnell.

Als er dann seine Arme um mich legte, wehrte ich mich gar nicht, ich mochte diesen Mann.

Ich fühlte seinen warmen Körper und diese enorme Geborgenheit in mir aufsteigen.

Wir küssten und streichelten uns und es kam zu den ersten kleinen intimen Annäherungsversuchen.

Ich spürte seine Haut auf der meinen und er roch so gut. Es fühlte sich alles so schön an und ich wünschte, dass dieser Zustand länger andauern würde.

Doch war uns beiden auch bewusst, dass wir unter Beobachtung standen und wir nicht bis zum Letzten gehen sollten.

Wir gingen auch nicht bis zum Letzten.

Hans blieb blieb noch eine ganze Weile.

Später ging er leise und ganz „sittsam" in die kalte Küche zu seiner Massagematte.

Der andere Bewerber sollte doch nichts bemerken.

Die Nacht war nun besonders kurz. Es war bereits 6 Uhr morgens und ich schlief einen erschöpfenden Wachschlaf.

Exakt zwei Stunden später ging ich wie ferngesteuert als erster in die Küche, um eine Tablette zu nehmen.

Als ich Hans auf der Matte liegen sah, hatte ich ein starkes Bedürfnis, ihn zu streicheln.

Er lag so arm da, in dieser sehr kalten Küche.

Ich musste es ganz einfach tun und streichelte ihn ganz zart. Er schlief ja noch und spürte es gar nicht.

Dann ging ich ins Badezimmer.

Und die anschließende morgendliche Organisation in meiner kleinen Wohnung?

Überraschenderweise gab es keinerlei Probleme!

Einer nach dem anderen benutzte das Badezimmer und alles lief ruhig ab, keiner schien schlecht gelaunt.

Nachdem die beiden Bewerber die erste Nacht in meiner Wohnung verbracht hatten, sollte ich als Gastgeberin ein Frühstück anbieten.

Obwohl ich ja noch so müde war, sollte mich dennoch von meiner besten Seite zeigen!

Als Single bin ich im Normalfall eher unkompliziert.

Z. B. nehme ich die Kaffeetasse und Brot in die Hand, laufe mit diesen in der Wohnung umher, wobei ich gleichzeitig die Wohnung ein wenig zusammenräume.

Oder? Ich trinke nur Kaffee. Also eher kein gemütliches Frühstück. Oder ich frühstücke im Bett, was mir das Liebste ist.

Wegen der Gäste jedoch sollte ich wenigstens heute ein wenig den Tisch decken, wobei ich mich nicht sonderlich gut anstellte.

Doch irgendwie schaffte ich es, mit Hilfe von Hans und auch ziemlich lustlos.

Letztendlich lagen am Tisch Semmeln, Brot, Käse, Wurst, Butter.

Es gab Kaffee und natürlich auch grünen Tee für den älteren Bewerber. Ach ja, ich fand auch Servietten!

Endlich war alles bereit, doch keiner von uns schien sonderlich großen Appetit zu haben.

Als wir mit dem Frühstück fertig waren, half mir Hans beim Wegräumen. Ich war es nicht gewohnt, es erfreute mich jedoch wirklich sehr.

Ich hatte den Eindruck, das er es lieber als ich tat.

Als sich schließlich das Team ankündigte, waren wir alle drei abholbereit.

Der dritte Drehtag

Für heute war für beide Bewerber eine kleine Überraschung vorgesehen.

Ich sollte an diesem Tag für die beiden eine Vorstellung in einem Bauchtanzstudio geben. Zusätzlich sollte ich bei dieser Gelegenheit auch noch einige Bauchtanzmodelle vorführen. Also eine Art private Modeschau.

Also fuhren wir mit dem Team in besagtes Studio.

Als wir beim Bauchtanzstudio ankamen, ahnten die beiden schon ungefähr, wie die Überraschung aussehen würde.

Vor Betreten des Studios wurden schon Außenaufnahmen von Hans und mir gemacht.

In diesem Laden waren die prachtvollsten Bauchtanzkostüme, die man sich vorstellen kann.

Sogar in allen Größen verfügbar und eines schöner als das andere.

Die Bewerber wurden nun zu einer orientalisch aussehenden 2-er Holzbank beordert.

Drei Meter entfernt vor dieser Bank befand sich ein kleiner Raum mit Vorhang.

In diesem Raum wurden mir einige Bauchtanzkostüme zur Verfügung gestellt, die ich den Bewerbern nun vorführen sollte.

Ich wurde wirklich sehr verlegen. Insbesondere, da dieser süße Hans hier saß.... Oh Gott, was nahm ich da alles auf mich. Würde er mich kritisieren?

Ich dachte absolut nicht an die Kritik des anderen Mannes, nur Hans schien mir wichtig. Ich wusste, dass es von mir sehr oberflächlich war, doch ich konnte ganz einfach nicht anders.

Schließlich war es so weit, um das erste Kostüm zu präsentieren. Ich war total aufgeregt.

Es war ein rotes, mit Gold verziertes, Bauchtanzkostüm.

Also dann?

Ich gab mir einen Ruck und tat so, als ob ich eben Modeschau hätte, es war ja ohnehin nichts anderes, bloß eben, dass dieser „besondere Mann" anwesend war.

Ich hatte ja schon viele Modeschauen gelaufen, doch da war dieser süße Mann, der mich total verunsicherte, niemals dabei gewesen.

Also ging ich auf diesen kleinen „Mini-Laufsteg" und führte – so gut es ging – das erste, rot mit gold verzierte Bauchtanzkostüm vor.

Dabei versuchte ich so professionell zu gucken, wie ich es eben bei den normalen Modeschauen machte. **Irgendwie gelang es mir nicht so ganz**, dieser Mann machte mich ja **„so etwas von verlegen"**! Mein Herz klopfte vor Aufregung. Hoffentlich sieht mir Hans nicht meine Unsicherheit an! Ich bin doch im Normalleben nicht so!!

Anschließend kam das zweite Bauchtanzkostüm, ein orangefarbenes mit Gold verziertes und ebenso wunderschön. Und – die Aufnahmen liefen weiter.

Das letzte Kostüm war mit sehr viel Gold überhäuft.

Es hatte schon ein ordentliches Gewicht. Der Oberteil alleine hatte schon an die 4 kg. Es war das teuerste Kostüm von allen und dieses gefiel mir am allerbesten.

In diesem Kostüm fühlte ich mich am wohlsten und irgendwie fand ich mich auch schön damit.

Immer wieder suchte ich den Augenkontakt mit Hans. Und immer wieder wurde ich auf's Neue verlegen.

Die Besitzerin dieses Ladens tanzt selbst den orientalischen Tanz und arbeitet auch als Bauchtanzlehrerin.

In dem hinteren Teil des Ladens befindet sich ein Abteil mit Spiegelwand, wo der Bauchtanz praktiziert wird.

Rechts neben dieser Spiegelwand stand auch eine orientalisch aussehende Holzbank, wo die beiden Bewerber anschließend wiederholt platziert wurden.

Ich sollte nun – unter Anleitung der Bauchtanzlehrerin – den beiden Männern etwas vortanzen.

Ich hatte bloß Angst, dass ich mich dumm anstellen würde. War sie doch ein Profi und ich nur eine Lernende. Und? Was mochte Hans sich wohl von mir denken? So halb nackt vor ihm zu tanzen?

Obwohl? Ich nehme seit kurzem zufällig an einem Bauchtanzkurs für Anfänger teil. Dieser Kurs dauert noch einige Monate. Auch habe ich die Absicht, einen weiteren Kurs für Fortgeschrittene zu besuchen.

Und als die orientalische Musik erklang, war ich ganz in meinem Element.

Die Musik gefiel mir derart gut, dass ich so nach und nach einige meiner Hemmungen verlor.

Ich beobachtete ganz genau die Tanzlehrerin und versuchte es ihr ernsthaft gleichzutun.

Manchmal sah ich auf meinen „süßen Hans" doch dann war ich wieder damit beschäftigt, der Lehrerin alles nachzuahmen.

Ich war bemüht, alles möglichst richtig zu machen.

Als die Musik zu Ende war, war ich dennoch froh, dass ich ohne besonderen Peinlichkeiten alles hinter mich gebracht hatte.

Na ja, es gehörte eben zu der Show dazu!

Wie es den beiden wohl gefallen hatte?

Im Nachhinein bekundeten mir beide Männer, das ich angeblich gut getanzt hätte.

Na ja, es waren positive Aussagen, ob ehrlich gemeint oder nicht.

Also diese Szene war nun auch abgedreht.

Doch dieser anstrengende Tag war noch nicht zu Ende und es ging anschließend zu einer Keramik Fabrik, also in eine Töpferei.

Dort sollte mir Hans seine Fingerfertigkeit beweisen!

Das hörte sich ja schon so zweideutig an!

Und ehrlich? Ich hatte ja schon erfahren, dass er ziemlich fingerfertig war!

In dieser Töpferei sollten der süße Hans und ich nach diverser Anleitung etwas töpfern.

Der andere Bewerber sollte sich inzwischen die Zeit mit einer Stadtbesichtigung und anschließendem Einkauf in einem orientalischen Geschäft vertreiben.

Hans und ich wurden anschließend in die Nähe der Töpferei transportiert.

Wir waren beide schon sehr hungrig und leider war es — so wie in all den Tagen, seit wir uns kannten - wieder so frostig.

Diese frostigen Tage schienen niemals zu enden.

Nachdem die Zeit knapp war, aßen wir ganz schnell in einem kleinen Laden. Zudem konnten wir uns beide ein wenig aufwärmen.

Dann suchten wir nach der Straße, in der sich die Töpferei befinden sollte.

Als wir bei der angegebenen Adresse standen, war jedoch noch niemand anwesend. Wo das Team wohl war?

Gott sei Dank gab eine windstille Nische im Haustor dieses alten Hauses, wo wir das Team erwarteten.

Und so konnten wir uns mal wieder richtig abknutschen.

Ich war zu diesem Zeitpunkt schon so sehr verliebt, dass ich total überdreht war.

Zudem machte sich dieser süße Mann immer niedlicher. Ich konnte ganz einfach nicht anders, als mich in ihm täglich mehr zu verlieben.

Es wurde immer kälter, doch weit und breit war kein Team zu sehen. Ich wollte dennoch nicht jammern.

Hans suchte nach einiger Zeit die Umgebung nach dem Team ab, doch es war weiterhin niemand zu sehen.

Uns war schon wirklich sehr kalt. Ich hatte Befürchtungen, dass ich mir einen Blasenkatarrh zuziehen würde, da mein Kleid ziemlich kurz war. Leider hatte ich keinen Mantel, sondern nur eine Jacke an.

Als nach einiger Zeit endlich ein Anruf kam, stellte sich heraus, dass wir irrtümlich bei einem falschen Haus gestanden hatten.

Telefonisch wurde die richtige Adresse bekanntgegeben und nun ging es schleunigst dorthin, wo schon alle ungeduldig warteten.

Dann wurde es schließlich eine wirklich lustige Sache.

Man versorgte uns mit Schürzen, die so aussahen, als würde man in einer Fleischermeisterei arbeiten. Ich hatte schon Panik, dass sie uns auch noch mit Kappen ausstatten würden. Na ja, ein wenig eitel bin ich schon!

Nach einigen Anweisungen des Kursleiters ging es daran, auf der sich drehenden Töpferscheibe ein Gefäß zu formen. Ein Stückchen Ton wurde auf die Scheibe befestigt und man musste die Hände nass machen. Anschließend musste man mit Feingefühl und bei drehender Scheibe den Ton umfassen und zugleich formen.

Ich umfasste und drückte den Ton viel zu grob und hatte leider nicht das erforderliche Feingefühl dazu.

Obwohl ich es nach den Anweisungen des Kursleiters einige Male versuchte, gelang es mir nicht, da ich zu ungeschickt war. Es gelang mir bloß eine runde Scheibe zu fertigen, die in der Mitte ein Loch aufwies. Das war es, mehr ging nicht.

Und Hans, der Süße?

Er formte und knetete so – als hätte er es schon oftmals getan und auch gelernt – ein Gefäß. Es war sogar alltagstauglich und man könnte es sogar als Aschenbecher oder als kleine Schüssel für Gebäck gebrauchen.

Dieser Mann hatte also echtes Feingefühl bewiesen.

Fazit?

Hans hatte also die gewisse Fingerfertigkeit, die er beweisen sollte!

Es war schon sehr spät, als wir die Töpferei verließen.

Mit dem Team ging wieder in Richtung zu mir nach Hause.

Wir waren alle ausgefroren und erschöpft und ich fühlte mich heute besonders müde.

Der zweite Werber wartete inzwischen schon vor meinem Wohnblock, wo wir zum Essen verabredet waren. Natürlich sah man ihm seinen Frust schon von der Ferne an. Und beim anschließenden Abendessen zeigte er sich wieder launisch, was ihm nicht zu verübeln war.

Ich verstand ihn gut, wurde er doch die meiste Zeit von mir benachteiligt.

So hatte das Team auch heute den süßen Hans und mich immer wieder zusammengetan. So, als wüssten sie schon, dass wir zusammengehörten.

Nach dem Essen ging es in meine Wohnung zurück.

Wir zogen uns alle drei bald in unsere Schlafstätten zurück und bald wurde das Licht gelöscht.

Und? Ich hatte schon begonnen, mich in Schlafposition zu legen, als auf einmal dieser sehr freche Hans so ganz selbstverständlich in mein Bett kam.

Ganz einfach und ganz ungehemmt.

Hatte er all die Zeit gefühlt, dass ich nichts dagegen hätte?

Ich vermute, dass er mich durchschaut hatte.

Natürlich nahm er auch ein Risiko auf sich, dass er eventuell abgewiesen werden würde.

Und dann?

Anschließend waren wir beide überhaupt nicht mehr interessiert, „gewisse Regeln einzuhalten".

Das Gegenteil war der Fall, wir wollten es beide.

Und ich war so sehr neugierig auf ihn.

Wir vergaßen das Team und den anderen Bewerber.

Und wir nahmen beide das Risiko in Kauf, vom anderen Bewerber entdeckt zu werden.

Die Lust und Neugierde auf uns beide machte in diesem Augenblick eine Vernunft ganz unmöglich.

Ich hatte bloß einige „Probleme", meine all zu lange Enthaltsamkeit aus meinem Kopf zu vertreiben.

Ich war total gehemmt und hatte Angst. Diese intimen Gefühle waren so fremd für mich geworden.

Trotzdem war ich sehr neugierig und wollte es mit aller Ungeduld wissen.

Ich vertraute ihm, diesen Mann, der mir in der Seele und an meinem Körper gut tat.

Und durch seine sanfte Einfühlsamkeit verschwand allmählich meine Blockade.

Und dann ließ ich ihn zu, diesen überaus lieben, temperamentvollen, süßen Mann, der mich so sehr nach ihm verrückt machte.

Ich ließ es zu, dass wir beide „Eins" wurden und ich ließ es zu, dass er mich in dieser Nacht „glücklich" machte.

Der vierte Drehtag

Also nach dieser Nacht fühlte ich mich total gut und relaxt! Und? Ich würde schon wieder mal gerne, hatte er mich doch nun erweckt! Er hatte mir wieder meine Gefühle hervorgeholt, die ich verdrängt hatte.

Ich fragte mich, ob es ein Fehler war, diesen Mann an mich ran zu lassen? Ick kannte ihn ja bloß sehr kurz.

Nee! Gab ich mir schnell selbst zur Antwort! Es wäre eher ein Fehler gewesen, es nicht getan zu haben.

Schließlich war es ja nicht irgend ein Mann, es war „DER MANN". Und nun? Spürte ich mich wieder.

Mir wäre in diesem Fall etwas ganz Schönes, ein intensives Erlebnis entgangen, das nicht nachholbar wäre.

Ich mochte diesen Mann ganz einfach!

Er hatte mich Dinge fühlen lassen, die ich nicht für möglich gehalten hätte.

JA! Ich habe etwas dazu gelernt.

Natürlich könnte ich ebenso definieren: Er hat mich rumgekriegt. Doch egal!

Er galt von nun an als mein absoluter „Supermann".

Eben bei solch einem Mann spürt man diesen gewissen Suchteffekt.

Als ich am nächsten Morgen in sein überaus liebes Gesicht sah, wurde der Tag automatisch schöner.

Und? Ebenso sah ich ein wenig später auch das Gesicht des anderen Bewerbers.

Dieses schien mich bloß nicht so zu inspirieren. Er war eben da und ich tat meine Arbeit.

So ist es im Leben. Für den einen schön, für den anderen weniger. Die Situationen ändern sich und das Blatt könnte sich auch irgendwann für mich wieder wenden.

Es war nun der letzte Drehtag angebrochen und an diesem letzten Tag sollte mich mein zweiter Bewerber in einem Zoo, in einer wüstenähnlichen Abteilung, überraschen.

Dort sollte er in einer orientalisch dekorierten Kulisse offiziell und letztmalig um mich zu werben.

Das Team holte uns morgens ab (der süße Hans sollte sich inzwischen ein paar Stunden selbst die Zeit vertreiben) und man brachte uns zum Tiergarten.

Dort wurden noch einige Außenaufnahmen vor der Wüstenabteilung gemacht, bis wir dann schließlich diesen Wüstenraum betraten.

In einem künstlich angelegten Beduinenzelt machte sich der Bewerber daran, eine Mahlzeit herzurichten.

Er hatte einen Tag zuvor in einem orientalischen Lebensmittelgeschäft diese Speisen besorgt, um die Situation in diesem Beduinenzelt naturgetreu nachzuahmen.

Mit dieser originellen Idee wollte er auf sich aufmerksam machen.

Wir aßen seine Speisen und tranken seine gekauften Getränke, die er liebevoll hergerichtet hatte. Der Geschmack war mir ein wenig fremd und zusätzlich hatten alle Speisen diesen Currygeschmack.

Er erzählte mir unter anderem von seinem Haus, dass er in Südasien besaß und dort auch viele Freunde habe. Es gäbe sehr viele Schlangen in dieser Gegend, die Menschen seien jedoch daran gewöhnt.

Er hatte sicherlich ein interessantes Leben. Bloß mag ich keine Schlangen und Würmer. Sie verursachen mir ein besonderes Ekel erregendes Gefühl. Nee, eigentlich ist es noch schlimmer, ich habe sogar eine richtige Phobie.

Was ich originell fand, ist, dass er sein Bett in den Garten verlagert hatte, da man bei dem sehr warmen Klima im Freien besser schlafen könne.

Ich jedoch hätte sicherlich schlaflose Nächte, weil ich panische Angst hätte, dass sich eine Schlange in mein Bett verirren könnte.

Natürlich gäbe es dort viele wunderschöne Strände, wo man das ganze Jahr baden könne, die Vegetation sei wunderschön und die Luft gesund und nicht so verunreinigt wie in Europa.

Ihm selbst komme die gute und reine Luft zugute, da er an Asthma leide (deshalb hatte er also diesen Spray!).

Seit er in diesem Land jeweils für ein halbes Jahr lebe, sei sein Gesundheitszustand viel besser geworden.

Also, ich fand es äußerst interessant, was er erzählte und er zeigte mir zusätzlich Fotos, um meine Vorstellung zu intensivieren.

Doch ich konnte mir nicht wirklich vorstellen, in so einem fernen Land zu leben. Jedoch: mit Hans schon!

Nach dem Essen wurde der Bewerber bei der Kakteenabteilung interviewt. Ich blieb noch ein wenig im Beduinenzelt sitzen.

Und dann hörte ich von der Ferne seine Worte: „Heute werde ich die ROMANA erobern".

Ich wusste nicht ganz genau, ob er es in diesem Augenblick ernst meinte?

Das konnte doch nicht sein.

Na ja, in jedem Fall würde es bald vorbei sein.

Es wurden noch einige Szenen abgedreht, die harmlos waren und meisten bloß mit dem zweiten Bewerber alleine.

Was er alles mit dem Team besprach, hörte ich nicht mehr, da ich mich inzwischen weiter entfernt hatte.

Als die Aufnahmen endlich fertig gestellt waren, fuhren wir alle wieder in meine Wohnung zurück, wo die letzten Szenen abgedreht wurden.

Zu diesem Zeitpunkt war jedoch schon die Abreise dieses Bewerber gewiss.

Tja, dieser Bewerber hatte seine Arbeit gut gemacht und er tat auch das Beste in seiner Situation.

Als es dann so weit war und mit dem Koffer die Abschiedsszene gedreht wurde, tat er mir auch aufrichtig leid. Obwohl? Irgendwie bemerkte ich trotzdem ein leichtes Schmunzeln in seinen Augenwinkeln.

In 10 Tagen würde er wieder alleine nach Indien zurück reisen.

Mit meinem Favoriten, also dem Süßen Hans, kam es schließlich auch noch zu den letzten Aufnahmen.

Es wurde ihm aufgetragen, mich mit einer Tat zu überraschen, die wie folgt aussah.

Hans kam - mit einem Tablett in seinen Händen - in mein Schlafzimmer.

Auf dem Tablett standen zwei Gläser, gefüllt mit Sekt, eine kleine Schüssel, gefüllt mit roten Weintrauben sowie eine weitere kleine Schüssel, gefüllt mit roten Rosinen.

Als ich ihm sah, musste ich sofort schmunzeln. Er schien total verlegen zu sein und sah zudem wie ein Kellner im Dienst aus. Wieder reizten mich meine Lachmuskeln und ich musste mich zurückhalten, um nicht lauthals los zu lachen.

Ich selbst lag zu diesem Zeitpunkt in meinem Bett – mit einer weißen Felldecke umwickelt - und erwartete ihn natürlich „sehnsüchtig".

Dann erklärte er mir mit treuherzigem, etwas schüchternen Ausdruck in seinen Augen, dass er mich ganz lieb findet und mir deshalb eine kleine Freude und Überraschung bereiten wollte.

Ich war natürlich Feuer und Flamme, freute mich über seine netten Worte und war nun sehr aufgeregt.

Dann stellte er das Tablett auf mein Bett und legte sich selbst daneben. Na? Das war schon wieder kritisch!

Ein wirklich aufregendes Gefühl, obwohl das ganze Team anwesend war! (Leider, leider!)

Danach fütterte er mich mit diesen Weintrauben, was mich wieder sehr belustigte. Und Hans schien das gleiche zu fühlen. Wir scherzten beide unentwegt.

Die Szene verlangte jedoch, dass wir uns immer wieder küssen sollten, wo wir natürlich zu diesem Zeitpunkt beide keine Probleme damit hatten.

Diese Szene wurde so oft wiederholt, dass nach einiger Zeit eine wilde Kuss-Szene daraus wurde. Also manchmal vergaß ich das Filmteam, denn zu diesem Zeitpunkt spielte ich absolut nicht, es war alles echt und ehrlich geworden.

Hee.. und noch ein Kuss mehr .. und es wäre ein Softporno geworden.

Ich mochte diesen Mann wirklich.

Anschließend wurde   Hans in einem anderen Raum interviewt.

Er wurde gefragt, ob es zwischen uns gefunkt hätte oder nicht. Die folgenden Antworten hörte ich nicht.

Wer weiß, wozu es gut war?

Und als sie mich interviewten, gab ich eine ehrliche Antwort:

Nämlich:

Dass ich diesen Mann lieb gewonnen hatte und ich mir zum derzeitigen Zeitpunkt vorstellen konnte, in

absehbarer Zukunft einen Teil meines Lebens mit ihm zu verbringen. Ich hatte mich echt verliebt.

Diese Aussage meinerseits hatte Hans nicht gehört.

Und wer weiß wozu es gut war?

Somit war das Ende der Romantik Doku erfolgreich.

UND?

Die Rechnung ging für das Team auf!

In dieser Romantik Doku gab es nun derzeit auch ein „echtes Liebespaar", egal wie lange es dauern sollte.

Es ist nicht ungewöhnlich, dass sich Schauspieler beim Dreh ineinander verlieben, warum also nicht wir beide?

Und so ist es uns beiden auch ergangen.

Wir hatten sich eben ineinander verliebt.

Wer sollte etwas dagegen einzuwenden haben?

Und Kritiken über diese Romantik Doku gab es zu diesem Zeitpunkt auch noch keine.

Das erste private Treffen

Bevor Hans nach Hause fuhr, versprachen wir beide, uns wieder zu sehen.

Wir beide waren neugierig auf uns und freuten sich auf ein Wiedersehen.

Und das war schon einen Tag später, nämlich ganz genau am 24. Oktober.

Ich freute mich schon den ganzen Tag auf unser Wiedersehen. Würde es privat anders sein?

Aufgeregt saß ich im Zug, der mir nicht schnell genug fahren konnte.

Nun war ich unterwegs zu ihm und hatte die Absicht über Nacht bei diesem (für mich noch immer) lieben und interessanten Mann zu bleiben.

Meine Gedanken drehten sich im Kreise und am Ende des Kreises stand immer er, der kleine Verführer.

Er, welcher mich nicht zur Ruhe kommen ließ!

Was werde ich ihm wohl erzählen, was wird er mir wohl erzählen?

Eventuell würde es heute ganz anders sein?

Diese Gedanken verwarf ich aber wieder schnell.

Ich wollte es genau wissen.

Nun begann es auch noch zu regnen.

Als der Zug endlich das Ziel erreicht hatte, stieg ich unsicher aus und sah mich aufgeregt und suchend um, ob ich seine Gestalt irgendwo am Bahnsteig erkennen konnte.

Und dann sah ich ihn!

Diesen überaus süßen Mann und? „Verflixt" mein Körper wurde schon wieder ganz heiß!

Von der Ferne sah ich seine schlanke, lässige Gestalt und sein (wieder) etwas unsicheres, jedoch äußerst charmantes Lächeln, welches mich total anmachte.

Oh Gott, dieser Mann machte mich total fertig!

Zusätzlich kam noch ein Gefühl der Freude über mich. Er hatte mich also doch abgeholt!

Das beruhigte mich sehr, denn er hätte ja auch nicht da sein müssen oder kein weiteres Interesse an mir zeigen müssen.

Umso näher ich kam, umso mehr spürte ich seine Gegenwart. Total magnetisch! Ich konnte nur mit Mühe gehen.

Irgendwie entwickelte sich da so ein eigener Gang. Dieser Mann kannte mich während der ganzen Zeit bloß mit meinem orthopädischen Schuh, den ich leider noch immer wegen der Operation tragen musste. Ich schämte mich ja so sehr. Doch ich musste sicher auftreten, Haltung bewahren.

Im Normalfall bin ich eine selbstbewusste Frau, die sich nicht so leicht verunsichern lässt. Zudem haben auch die meisten Männer vor mir Angst, da ich auch diese Selbstsicherheit ausstrahle. Doch dies ist bloß Eigenschutz. Doch seit ich diesen Mann kenne, verschwindet meine Sicherheit immer mehr.

Ich fühle mich in seiner Gegenwart eher wie ein dummes Kind (eventuell war er stärker als ich?).

Als wir uns begrüßten, spürte ich wieder jene wohlige Wärme durch meinen Körper ziehen und ich fühlte ein Gefühl von Geborgenheit.

Ich fühlte mich bei ihm ganz einfach aufgehoben und hoffte, dass er Ähnliches verspüren würde.

Wir küssten uns und gingen zu seinem Auto, das er ganz in der Nähe der Bahnhofshalle geparkt hatte.

Irgendwie vermittelte er mir den Eindruck, dass er von seinem Auto nicht so sehr begeistert war, da er einige abwertende Bemerkungen darüber machte.

Und ganz ehrlich? Es war ja nicht gerade das neueste Modell eines Autos, doch es fuhr noch, was mich echt wunderte. Und als ich die Autotüre öffnete, quietschte die Türe so erbärmlich, dass ich mühevoll ein Lachen unterdrücken musste. Ich wollte diesen lieben Mann ja nicht kränken. Und wenn er mit einer Schubkarre gekommen wäre, ich wäre auch aufgestiegen, ich mochte ja diesen Mann und nicht sein Fahrzeug.

Als ich im Beifahrersitz saß, beobachtete ich sein – für mich – unwahrscheinlich hübsches Seitenprofil. Dieser Mann hatte ein fantastisches Seitenprofil und ich mag schöne Seitenprofile!

Anschließend fuhren wir entlang einer langen Straße, die nicht zu enden schien. Ich konnte – wie in Hypnose – das Gesicht nicht von ihm abwenden.

Ich sah keine Umgebung, nur sein Gesicht. Ich sah ihm fast die ganze Zeit über an. Total abgefahren!

Nach einigen Minuten scherzte er wieder und brachte mich – genau wie in den letzten Tagen – zum Lachen.

Wiederholt bemerkte ich, dass wir beide den gleichen Spaßfaktor und die gleiche Wellenlänge hatten.

Und so nach und nach verlor ich dadurch wieder ein Stück Unsicherheit, welche ich ja bloß in seiner Gegenwart verspürte.

Als wir bei seinem Haus angelangt waren, fühlte ich mich überhaupt nicht fremd.

Das Haus schien auf mich gewartet zu haben und war genau so magisch wie er selbst.

Die Räumlichkeiten des Hauses wirkten auf mich mit der gleichen Wärme, wie sie dieser Mann auf mich ausstrahlte. **Irgendwie war alles so rosarot - nee ich meine orange!**

Nachdem ich alles in mich aufgenommen hatte, nahmen wir auf dem Sofa des Wohnzimmers Platz und er öffnete eine gute Flasche Rotwein. Dadurch wurde die Stimmung gelockert.

Dann zeigte er mir einige private Fotos aus seinem Leben.

Zwischendurch küssten wir uns und ich genoss diese sehr schöne, heimelige und angenehme Atmosphäre.

In seinen Augen erkannte ich zu diesem Zeitpunkt einen sehr weichen, liebenden Ausdruck. Also er sah in diesem

Augenblick so ehrlich aus. Deswegen verlor ich mich sehr gerne in den Ausdruck seiner Augen.

Es war ein Zustand, der sich traumähnlich und wirklich wunderschön anspürte.

Einige Zeit später verließen wir das Haus, um in einem nahe gelegenen Gasthaus zu speisen.

Wieder bemerkte ich bei der Auswahl von Speisen den gleichen Geschmack. Wieder nahm ich etwas anderes, damit er nicht denken sollte, dass ich ihn imitieren wolle.

Überhaupt hatte ich in der kurzen Zeit unseres Kennenlernens bemerkt, dass wir viele Dinge gemeinsam hatten.

Komischerweise dachten wir oft das gleiche und manchmal sprachen wir gleichzeitig dasselbe aus.

Die Unterhaltung war eine lustige. Er ist eben ein Mann, der Spaß versteht und seinem Gegenüber auch seine eigene Meinung lässt, obwohl unsere beiden Meinungen ohnehin oft ident waren.

Doch etwas hatte sich bisher leider noch nicht geändert: In seiner Gegenwart war ich weiterhin zerstreut, vergesslich und machte Wortverdreher. Also? Wenn das nicht „echt verliebt" ist!

Und dann, während des Essens im Gasthaus, bemerkte ich wieder diesen hektischen, jedoch traurigen, Ausdruck in seinen Augen, den ich seit unserer Bekanntschaft schon öfters registriert hatte.

Kurz dachte ich: Was wohl wäre, wenn er eben „einer anderen nachweinte" und er mich als „Lückenbüßerin" benutzte? Sekundenschnell verwarf ich aber diese negativen Gedanken und dachte lieber kurz über unsere beiden Sternzeichen nach.

„Tja" denn - wenn es nach unseren beiden Sternzeichen gehen würde - so würden wir eigentlich nicht gut oder überhaupt nicht zusammenpassen. Und weshalb?

Der Süße ist Widder und ich bin Stier, also beide mit Hörnern. Obwohl? Es könnte auch eine Harmonie entstehen, bloß nur, wenn beide etwas nachgeben würden. Also weg mit den Gedanken.

Ich bin trotz allem derzeit verliebt wie ein Teenager!

Nachdem wir uns gut unterhalten hatten und auch das Essen ganz lecker war, ging es retour zu seinem Haus.

Ich fühlte, nun würde sich wieder etwas in meinem Leben verändern und ich wusste ganz genau, dass ich es gerne zulassen werde.

In seinem Hause angekommen, nahmen wir noch einen Drink und ich machte mich im Bad etwas frisch.

Wow, war ich aufgeregt! Ich hatte schweres Herzflattern!

Immerhin bin ich keine X-Frau, die täglich mit irgendeinem Kerl herum macht oder eine, die sich aus dem im Internet so perverse Individuen einverleibt.

Nee, das bin ich nicht! **NOCH NICHT!**

Wenn ich mit einem Mann eine Beziehung eingehe, so gebe ich mich ihm ernsthaft hin.

Obwohl? Ich hatte diesen Mann doch schon so oft geküsst!

Ich denke sogar öfters als alle Männer zusammen aus meinen Vorbeziehungen.

Als wir dann – ENDLICH – im Bett lagen, zeigte mir dieser „Süße Mann" sehr gefühlvolle Dinge. Seine Hände an meinem Körper zu spüren, bewirkten, dass meine Haut zu glühen begann. Und? Ich spürte seinen Körper auf meinem Körper und ich genoss alles an ihm und von ihm in mir.

Es war so ein wunderschönes, kribbelndes Gefühl, dass ich es nicht auszudrücken vermag.

Und dann fühlte ich es wieder! Ich war in diesem Augenblick ausserhalb von mir selbst und ganz einfach schwebend.

JA! So könnte sich der Himmel anfühlen!

Das Licht war leider gedämpft- D E N N?

Wenn er damals in meine Augen geblickt hätte, er hätte meine Seele gesehen.

Ich mag diesen aufregenden Mann.

Die zweite private Nacht

Nun war es die zweite Nacht außerhalb der Romantik Doku.

Und diesen Tag werde ich auch niemals vergessen.

Denn heute kam dieser extrem süße Mann, um bei mir offiziell zu übernachten.

Als es an meiner Wohnungstür klingelte, lief ich mit etwas - vor Aufregung – gerötetem Gesicht eilig zur Tür, um sie zu öffnen.

Und? Da stand er, so lieb und so gut aussehend, mit einer Schachtel Pralinen in der Hand.

Eben ganz Gentleman, der gut kalkulierte, wie man Frauen wie mich beeinflusst, obwohl ich ja derzeit ohnehin auf ihn abfuhr wie eine Rakete.

Oh, dieser Mann wusste ganz genau, was er wollte!

Er strebte selbstsicher das eine Ziel an, nämlich mich!

Und das tat er ziemlich gekonnt und mit einem unwiderstehlichen Lächeln.

Und wieder konnten wir es nicht lassen. Ein Kuss folgte dem anderen und einer schmeckte besser als der nächste.

Ich bekam „**DIE**" Schmeicheleinheiten und seine Lippen formten „**DIE**" Liebesbekenntnisse, die Frauen wie ich gerne hören. . Ich badete förmlich in ihnen. Ein echt himmlischer Zustand.

Und? Er war sich dieser Wirkung sicher sehr bewusst.

Die Stunden vergingen und wie sollte es anders enden?

Es endete genau dort, wo wir beide es anstrebten, nämlich im Bett.

Hans wusste ganz genau, was in mir vorging.

Er hatte mich während der kurzen Zeit unseres ersten Zusammenseins so studiert und fixiert wie eine

Schlange, die ihr Opfer bald fressen würde.

Er war wie ein Magier, der mit meinem Körper und an meinen sensiblen Stellen jonglierte, dass ich an niemanden anderen als bloß an ihm denken konnte.

Weshalb wusste und fühlte er es so genau? Man könnte den Verdacht hegen, er hätte berufliche Erfahrung darin, da er so routiniert war.

Doch weg mit diesen absurden Gedanken?

Nachdem mich dieser Mann „zufrieden gestellt hatte", dachte ich nach, weshalb ich mich während unseres Zusammenseins verändert hatte.

Ich lag nun da wie ein hilfloses Kind, in diesem Augenblick zu nichts fähig.

War ich diesem Mann in dieser kurzen Zeit etwa hörig geworden?

Nee, ich werde doch keinen Mann hörig.

NIEMALS!

Also was ist es?

War es LIEBE? Und so schnell noch dazu?

Ich hatte doch so große Angst vor der Liebe, denn Liebe tut ja doch meistens weh! ABWARTEN! Ist das Beste.

So ergab es sich später, dass ich einige Tage bei Hans verbrachte. Und schon zu diesem Zeitpunkt bemerkte ich eine gewisse Veränderung an ihm, ließ jedoch meine Skepsis ihm Gegenüber aber wieder fallen.

Und so vergingen wieder einige Wochen.

In der Adventzeit besuchten wir einen Weihnachtsmarkt in einer Wasserburg, was mir sehr gut gefiel.

Auch an diesem Tag bemerkte ich, dass er etwas ernsthafter und abwesender als die Tage zuvor war. Seine traurigen Augen machten mich zudem überaus nervös.

Ich freute mich trotz allem auf einen gemeinsamen Jahreswechsel, obwohl unsere gemeinsamen Weihnachten schon ausgeplant waren. Und irgendwie in meinem Inneren ahnte ich, dass es wahrscheinlich überhaupt keine gemeinsamen Feste mehr geben wird, obwohl es für Silvester schon fixiert war.

Ein überraschender Besuch, der für einige Zeit bei ihm gastierte, sollte nicht der wahre Grund sein.

Situationsbedingt wurde jedoch unser Kontakt weniger.

Irgendetwas schien noch zusätzlich passiert zu sein, denn ich bemerkte, dass er zeitweise launischer war, was ich nicht gewohnt war.

Seine Schmeicheleinheiten und seine lieben Worte wurden auch weniger. Was hatte ich ihm angetan?

Nichts!

Hatte er sich eventuell in dieser kurzen Abstinenz schon anderweitig getröstet?

Ich wusste keine andere Erklärung, denn er schien ein richtiger Trauerklotz geworden zu sein.

Oder? Hatte er Sorgen? Hatte er seelischen Stress? Hatte er Depressionen?

Vermutlich werde ich es in den nächsten Tagen oder Wochen erfahren. Und es wird wohl so sein, wie ich es ohnehin schon vermute!

Weihnachten

Ja, so schnell hatte ich schon meine ersten traurigen Erfahrungen mit ihm gemacht. Weshalb musste ich es immer schon vorher erahnen? Es nervt!

Auf einmal waren sie dann da, diese erhofften, friedlichen und harmonischen Weihnachten.

Ei Mann oh Mann – und wo war dieser Süße?

Ich sah die kilometerlange Staubwolke, die er beim Weglaufen aufgewirbelt hatte!

Und? Ich verbrachte den Heiligen Abend **„exakt genau so"**, **wie ich es geahnt hatte.**

Und auch so, wie ich es in meiner Singlezeit getan hatte, nämlich alleine.

Bloß als Single hatte ich mich wahrlich wohler gefühlt.

Als dann der Heilige Abend zusätzlich sein trostloses, feucht-trübes Wetter offenbarte, passte es exakt zu meiner Stimmung.

Wieder und wieder vermutete ich eine Fremdperson, die diesen Zustand verursacht hatte. Und dass ich Recht behalten sollte, erwies sich später.

An diesem Tag traf ich mich mit einer Freundin in der City, ebenso ein Mollig-Model.

Sie hatte komischerweise - und auch rein zufällig - die gleiche Problematik zu bewältigen wie ich. Deshalb waren wir für den heutigen Abend ein perfektes Team.

Nach einem kleinen Spaziergang in der City entdeckten wir beide eine kleine, seriöse Bar, die nett aussah.

Diese Bar wird ausschließlich von Geschäftsleuten besucht. Also dann? Vielleicht wird es ja noch lustig?

Ich war zu diesem Zeitpunkt finanziell ziemlich ausgeblutet und hoffte in dieser Bar eine nette Bekanntschaft zu machen, die uns ein oder zwei Drinks spendieren würde.

Vielleicht würde dadurch unser beider Stimmung ein wenig aufgeheitert werden?

Doch welch ein Hohn, gerade am Heiligen Abend waren ausschließlich Pärchen in dieser Bar zu Gast.

Nach einiger Zeit gingen wir beide noch in ein Restaurant, wo wir eine Kleinigkeit zu uns nahmen.

Als sich dann endlich dieser „wirklich öde" Abend dem Ende zuneigte, fuhren wir Richtung nach Hause.

In der U-Bahn kamen dann wieder diese Gedanken.

Und der süße Hans? Feierte er wirklich traditionsgemäß mit seiner Familie? So sollte es echt nicht sein. Irgend etwas war passiert, ich fühlte es körperlich. Und ich?

Tja, ich hatte trotz allem Verständnis dafür, obwohl ich ihm nicht so ganz glaubte. So bin ich eben, immer Verständnis für andere! Mutter Theresia like!

Obwohl, Frauen geben meistens ihren Männern in undurchschaubaren Situationen gerne Alibis, um den Tatsachen nicht ins Auge sehen zu müssen. Tja dann?

Was konnte ich mir eigentlich anderes erwarten? Wir kannten uns ja noch nicht sehr lange.

Es war trotz allem echt traurig, besonders zu dieser Zeit.

Es war für mich ein Gefühl, als hätte man mir mein Lieblingsspielzeug weg genommen. Und? Ich spürte auch diese „sehr schmerzende" Trauer in meinem Herzen, es tat so weh! Warum spürte ich es so intensiv?

Na ja, ich war eben sehr „schlimm verliebt!" Beruhigte ich mich.

Und? Es schien eben das ganz normale Leben zu sein. Bloß, nun spürte ich wieder einmal, dieses ganz normale Leben, diese gewisse „Liebe" oder „Verliebt sein" und „Sehnsucht". Und ?

Solch ein fieses Gefühl wollte ich eigentlich gar nicht, schon gar nicht zu Weihnachten.

Ich haderte mit mir, dass es besser gewesen wäre, sich niemals mehr zu verlieben. **Verflucht nochmal, warum hatte sich dieser Mann bloß so niedlich gemacht?**

Und ich bin ihm auch noch auf den Leim gegangen.

Es war echt ätzend! Morgens die Gedanken an ihm, abends die Gedanken an ihm. Ich spürte die Abwesenheit dieses Mannes in jeder Phase meines Körpers.

Doch im Alltag spielte ich die Rolle meines Lebens, wollte ich doch niemanden mit meiner Trauer belästigen oder die Stimmung verderben.

Täglich war ich froh, wieder zu Hause angekommen zu sein, denn mein Körper fühlte sich krank an und ich war sehr müde.

Zu Hause versank ich in Gedanken an meine Vergangenheit. Ich sann so nach und erinnerte mich:

Immer, wenn ich einen Partner hatte – und das war ja der Großteil in meinem Leben - verbrachte ich den Heiligen Abend mit ihnen.

Der zweite Festtag, der Christtag, gehörte dann meistens den anderen Verwandten oder Bekannten.

Ich war nun 4 Jahre ohne Partner und ein überaus glücklicher Single.

Und gerade als glücklicher Single hatte ich die harmonischsten, ruhigsten, sorgenfreiesten Weihnachten gefeiert, „nämlich mit mir selbst". Immerhin liebe ich mich selbst am meisten!

Na ja, alles hat eben seine Zeit.

Während dieser Singlezeit wehrte ich alle Männer ausnahmslos ab.

Obwohl ich „auf Teufel komm hinaus" flirtete, blieb es immer nur beim Flirt, da ich im Hinterkopf immer die Folgen scheute. Und es war meistens auch amüsant.

Wenn ich nur wollte, könnte ich den Himmel auf Erden haben, denn ich hatte immer viele Verehrer und das hat sich bis heute nicht geändert. **Und nun das gerade mir?**

Falls es Gott geben sollte: Ist das nun eine Strafe?

Als Single musste ich nie warten, schon gar nicht auf einen doofen Mann.

Ich lebte mit einer Zufriedenheit, die so richtig Balsam auf meiner Seele war.

Es war eine sehr schöne Zeit.

Doch alles hat einen Anfang und alles hat auch ein Ende.

Nun nochmals zu den traurigen Weihnachten.

Hans hatte mich in eine Situation gebracht, die ich so noch nie erlebt hatte und ich auch nicht anstrebte.

Nun hatte ich einen Partner, doch gerade jener Mann stand zu dieser Zeit nicht an meiner Seite. Und er würde es wahrscheinlich auch niemals mehr. Dieser Gedanke daran machte mich ganz einfach misstrauisch.

Obwohl mein Verständnis für alle seine Vorleben mit Ex-Frauen und Kinder war sehr wohl vorhanden.

Er war ja sicherlich kein Mönch gewesen und ich denke, er wird auch niemals einer werden.

Er war und ist sicherlich ein Mann, der das Leben liebte und noch immer liebt.

Also in der Mundart ausgedrückt: „Der hat sicherlich nichts anbrennen lassen!" Das ist eben so!

Auch ein Gedanke, dass er mit einigen seiner Vorleben noch nicht so ganz abgeschlossen hat, machte sich breit.

Doch ich tendiere eher zu dem Gedanken, dass er derzeit eine andere „Zukunft" im Visier hat (vermutlich nicht mich, sondern eine andere Frau).

Seine finanzielle Situation und der Jobverlust taten das Übrige dazu.

Deshalb ist ein näheres oder weiteres Kennenlernen nicht möglich, da unsere gemeinsame Zeit nicht ausreicht, um nur annähernd an eine Zukunft zu denken. Und? SEX sollte nicht alles sein!

Natürlich sollte auch die Toleranzgrenze beiderseits großzügiger werden.

Doch, meine Schmerzgrenze war derzeit überstrapaziert, was wahrscheinlich zusätzlich mit der trüben Jahreszeit zusammenhing.

Oder hing es doch mit unseren Sternzeichen zusammen, die eventuell derzeit darauf Einfluss nahmen?

Auch daran dachte ich, obwohl ich nicht abergläubisch bin. Man sucht sich eben immer einen Anhaltspunkt.

Konnte es sein, dass ein Sternzeichen etwas an der Lebensweise der Menschen ändert?

Doch im neuen Jahreshoroskop stand es geschrieben!

Dass der süße Hans ein heißblütiger, untreuer Widdermann ist und ich eine erotische, jedoch treue Stierdame bin!

Also unsere beiden Sternzeichen würden zufolge einiger Prognosen nicht gut harmonieren.

Außer - der Stier ist an Jahren älter und reifer **(he!** Das bin ich aber bloß **rein zufällig!).** Es wird in jedem Horoskop ein wenig anders dargestellt.

Wir müssten beide Kompromisse eingehen, damit es funktionieren könnte.

Nachdem die Stier-Frau von der Venus gesteuert wird, ist sie mit viel Erotik ausgestattet.

Ei? Und was mache ich derzeit damit?

Sie ist in ihrer vollen Blüte, ihrer körperlichen und geistig-seelischen Entfaltung, ein wirklich lohnenswertes "Objekt" für die Eroberung des feurigen, wagemutigen Widder-Mannes.

Ist kein Kompliment! Also für sein Sternzeichen wäre ich bloß ein „Objekt"!

Die sexuelle Anziehungskraft kann bei dieser Verbindung stark sein.

Na ja, wenn man dem Sternzeichen Glauben schenkt?

Doch ich bin Stierfrau und weiß, dass eine Stierfrau alles im Griff hat.

Wenn man ihre Wünsche akzeptiert und auf ihre Neigungen eingeht und sie auch zulässt!

Können sich Widder und Stier gegenseitig richtig akzeptieren, so kann es auch zur großen Liebe kommen.

Der Widder hilft dann dem Stier auf die Sprünge, und der Stier hilft dem Widder, sich entspannen zu können und dem Leben mehr genießerische Seiten abzugewinnen. Das kann für beide sehr fruchtbar sein.

Ja, ja! Das steht im neuen Jahreshoroskop!

Na also! Fehlt praktisch nur mehr mein Widder-Mann!

Bloß ich denke, der Widder-Mann hat schon ein anderes Objekt gefunden!

Wieder und wieder haderte ich mit mir:

Warum hatte mich dieser Mann gefunden?

Und nun? Nun bin ich verloren!

Ich bin in diese Situation ganz einfach hineingefallen und er stand schon bereit, um mich aufzufangen.

Und heute?

Heute ist Christtag und meine Gedanken kreisen wiederholt den ganzen Tag um diesen einen Mann.

Um seine Sorgen und - dadurch auch meine Sorgen, es machte mich echt krank.

Wann würde nun endlich diese gewisse Zornesphase kommen, damit es nicht mehr weh tat?

Jedoch einige kleine Augenblicke war ich dennoch zornig.

Denn -aus mir - dieser lebenslustigen, selbstbewussten, unternehmungslustigen Frau war nun eine ganz „Traurige" geworden. Was blieb von mir übrig?

Nee, das durfte nicht sein, ich bin ja noch am Leben, ich darf mich von einem Mannsbild nicht so beeinflussen lassen.

Ich werde wieder beginnen zu leben!

JA, das werde ich, und zwar ohne Rücksicht auf Verluste!

Und? Natürlich kam es ganz anders.

Meine Antriebskraft schien derart zu leiden, dass ich nicht fähig war, nur einen Fuß vor die Türe zu setzen. Hätte ich mir nicht das Rauchen abgewöhnt, ich hätte mir sicherlich in dieser Zeit einen Raucherkatharr zugezogen. Und? Das was ich absolut nicht wollte, begann nun gewaltig!

Den ganzen Tag lag ich mit meiner Kuscheldecke - bis zum Hals eingepackt- und guckte TV. Doch ich wusste absolut nicht, was ich gesehen hatte. Das war doch echt irre! Der Fernseher gab mir bloß ein Alibi, damit ich nicht ins Leere starren musste. Na ja, auch ein Psychiater hätte zu diesem Zeitpunkt große Freude mit mir gehabt. Zudem diese ewige Kälte, die an meinem Körper nagte und meine letzte Energie fraß.

Konnte sich dieser Mann überhaupt vorstellen, wie es in mir aussah? Ich denke nicht!

Immer wieder dachte ich an sein Gesicht und den Ausdruck seiner traurigen Augen, die Angst, Verzweiflung und Unsicherheit zum Ausdruck brachten.

Ich sah eine innere Gebrochenheit und eine Zukunftsangst darin – und? Konnten solche Augen lügen? Falls es doch etwas anderes war? Vielleicht hatte er bloß Liebeskummer wegen einer anderen Frau?

Igitt! Nun aber Schluß mit diesem mitleidigen, kitschigen Gefusel, da läuft ja schon das Schmalz aus, ich muss realistisch denken!

Und? Bloß weg mit diesem dummen Helfersyndrom!

Etwas jedoch fraß sich in meinen Kopf, denn meine Zweifel an ihm schienen sich zu verstärken.

Nämlich die, in einer Verbindung mit einer anderen Frau.

Man soll mir bloß nichts über Männer erzählen, haben fast alle das gleiche Verhaltensmuster, bloß der eine mehr und der andere weniger.

Es tat mir weh. Und dann? Na dann kam dieser Anruf!

Ja! Meine Stimmung schien sich kurzfristig zu erhellen und ich freute mich wirklich sehr, seine (noch) liebe

Stimme zu hören, die sich in letzter Zeit so „abgebrüht"
anhörte.

Wir nutzten das Internet via Videovorrichtung, damit wir
uns bei der Kommunikation auch in die Augen sehen
konnten. Und?

**Ich sah via Bildschirm in seine Augen und konnte
wieder nicht aufhören, in ihnen zum 100sten male
darin zu ertrinken. (Hilfe!)**

Konnte wirklich ein Mann so schön lügen? **(Ja, das
können sie fast alle – es scheint ein Gesetz zu sein!)**

Bemerkte ich da eine gewisse Unehrlichkeit oder
Unsicherheit darin? **(Ja das bemerkte ich!)**

Verflucht noch mal, was hatte dieser Mann mit mir vor?
Ich musste auf mich aufpassen! Was verbarg er vor
mir?

**„Jedoch wiederholt verzauberte er meine ganze
Persönlichkeit, obwohl ich diesen Zustand
inzwischen doch schon so sehr hasste!"**

Doch leider konnte ich das starke Gefühl der Zuneigung zu ihm nicht verdrängen. Ich fühlte „diese Liebe" oder verwechselte ich da etwas? Und was ist, wenn er nichts fühlt? Das wäre natürlich ein echt schlechtes Gefühl!

Wieder sind einige Wochen vergangen und ich habe langsam keine Lust auf derartige Zustände. **Er hatte sicherlich schon eine andere Frau in seiner Wohnung. Das war meine feste Vermutung!** Unentwegt dachte ich daran. Weshalb gingen sie nicht aus meinem Kopf, diese negativen Gedanken!

Und wenn ich die Gefühle meines „verliebt seins" oder die Gefühle einer „Liebe" ganz einfach zulassen würde? Was dann? Würde sich etwas ändern?

Nee! Er würde mich sicherlich enttäuschen!

Vielleicht sollte ich meine Hemmungen über Bord werfen und ihn beweisen, wie eine Stierfrau liebt? Er kennt eben noch keine Stierfrau! Bloß, wenn ich zu meinem Partner noch kein Vertrauen aufgebaut habe, bin ich eher abwartend, sehr vorsichtig und gehemmt.

Wenn ich jedoch meinem Partner erst mal mein Vertrauen geschenkt habe, dann bin ich temperamentvoll und sehr leidenschaftlich.

ODER? Ich habe den Mund zu voll genommen und es würde niemals so weit kommen.

Ich ahne auch, dass ich es ihm nicht mehr zu beweisen brauche.

Die bisherigen Umstände haben eine gewisse Eigendynamik bekommen und eine andere Richtung eingeschlagen.

Und so ging es weiter:

Der zweite Christtag war vergangen und vermutlich werden noch mal zwei Wochen vergehen, ohne dass es zwischen uns zu einem neuerlichen Treffen kommen wird.

Vielleicht gibt ja niemals mehr ein Treffen?

Irgendwie fühlte ich es…

Egal – was er nun tat oder auch nicht.

Was ich wusste, war, dass sein Gast noch anwesend war und zudem waren noch Schulferien bis in den Jänner hinein.

Verständlicherweise würde er einen Teil der Zeit mit seiner kleinen Tochter verbringen.

Er ist ein guter Vater und liebt seine kleine und ebenso seine ältere Tochter. Bloß, so wie es aussieht, spricht derzeit alles gegen uns.

War es beabsichtigt, dass wir uns nicht so oft sahen?

Oder hatte alles einen (diesen von mir vermuteten) bestimmten Grund?

Männer sind ja Männer und ich denke mal, man darf dem Großteil von ihnen nicht alles glauben.

Sie fantasieren viel und oft, wenn der Tag lange ist.

Ich werde versuchen, den folgenden Tagen optimistisch entgegenzusehen. Ganz egal, wie es enden sollte.

Es kam so, wie ich dachte

Die Situation, in der sich Hans seit einiger Zeit befand,

schien nicht sehr aussichtsreich und positiv ins neue Jahr zu laufen.

Die Jobs waren in den letzten Jahren sehr rar geworden und die Wirtschaftskrise wurde weiterhin von der Politik schön gelogen und per Medien an das Volk weitergegeben – so wie alles andere auch und es wird schlimmer werden.

Wenn man nicht staubdumm war, konnte man erkennen, dass sich nicht sehr viel in den letzten Jahren am Arbeitsmarkt getan hat. Es gibt immer mehr Arbeitslose und der Euro tut sein übriges dazu.

Hans litt zu diesem Zeitpunkt wegen seiner Arbeitslosigkeit. Ich kannte inzwischen seinen Ehrgeiz.

Man bemerkte es an seinen immer wechselnden Launen, an seinem Wesen und an seiner Stimme, dass er sich ungebraucht und unsicher fühlte.

Er gab es bloß nicht zu und wollte absolut nicht darüber sprechen.

Wie gerne wollte ich ihm helfen, doch ich konnte es nicht.

Es entwickelte sich ohnehin so, wie es sich entwickeln musste.

Am Silvestertag bestätigten sich meine Vermutungen, nämlich, dass ich den Tag ebenso ohne diesen Mann verbringen würde. **In meinen Gedanken tanzte er schon mit einer anderen.**

Denn, obwohl sein Gast noch hier war und er einige Zeit für seine kleine Tochter beanspruchte, sollte er doch einen Weg finden, um sich ein wenig Zeit für mich zu nehmen.

Deswegen vermutete ich, dass er diesen Weg freiwillig wählte, da es ihm zu anstrengend war.

Und immer wieder die gleiche Vermutung, die mit einer anderen Frau zu tun hatte.

Und wie sollte es weitergehen? Es gab bisher keine Aussprache!

Na ja, wie es im Leben so ist.

Es wiederholt sich alles!

Die ersten Anzeichen machten sich schon bemerkbar.

Die Entfremdung zwischen uns war eingetreten und diese Art Beziehung, die ja noch nicht einmal gefestigt war, würde mit der Zeit langsam auslaufen.

Ich werde daran nichts ändern können.

Und dann kam aus heiteren Himmel wieder ein Anruf!

Dieser Anruf ließ mich körperlich spüren, dass dieser Mann innerlich sehr verunsichert und einsam ist.

Sein Leben war nicht in Balance. Er wusste ganz einfach nicht, wo er derzeit steht.

Er erlebte eine Phase, die ihn nicht lebenswert und zufriedenstellend erschien.

Des Alibi wegens gab ich ihm ein Alibi..haha!.

Und die anderen Gedanken, ohne ihm ein Alibi zu geben? Na immer die selben! Bloß diese wollte ich aus seinem Mund hören!

Ich wusste nicht weshalb, doch es ließ mir keinen Frieden.

Warum wollte er mich eigentlich überhaupt kennen lernen? Wollte er eine Krise bewältigen?

Ich nahm mir in diesem Augenblick vor, diesen Mann ab heute NICHT MEHR zu lieben!

Es gelang mir leider nicht! Deshalb musste ich leider den für mich schwierigeren Weg gehen.

ICH LIEBTE DIESEN MANN, egal wie es enden möge!

Sicherlich war mir bewusst, dass ich an Jahren erfahrener und älter war als dieser Mann.

Und aus eigener Erfahrung sowie aus vielen Erzählungen weiß ich auch, dass der jüngere Partner meistens die

Vorteile leben können und der „ältere Partner" bloß die Nachteile erleben muss. **Das ist nicht erstrebenswert!**

Nun? Vermutlich wird sich niemals daran etwas ändern.

Ich fragte mich: Wollte ich so etwas erleben?

Und was würde ich dafür bekommen?

„ICH BEKOMME GAR NICHTS"

ICH „DARF NUR GEBEN UND NICHTS ERWARTEN"

Also: Sollte ich mit ihm jemals eine Beziehung schaffen, dann wäre es **DIE „WAHRE" Liebe", die mir mein wertvolles Leben verkürzen würde.**

Ich dachte nach, ob ich genug Kraft dazu haben würde.

Wollte ich es? Schließlich ging es um mein restliches Leben oder einen erheblichen Lebensabschnitt!

Nach – wirklich sehr langem Überlegen und Nachdenken kam ich zu folgendem Entschluss:

Ich würde es derzeit noch immer riskieren, **falls er noch frei sein sollte, was ich jedoch zu diesem Zeitpunkt nicht glaubte.**

Immerhin würde es auch eine Chance sein, einige Zeit mein Leben auf irgendeine Weise zu verändern.

Doch: Warum so überflüssige Gedanken?

Man kann das Schicksal ohnehin nicht aufhalten, es kommt immer so wie es kommen soll.

Und?

Außerdem würde es ohnehin so enden, wie ich es die ganze Zeit vermutet hatte.

Trennung und Gewissheit

Am heutigen Tage kommunizierten wir beide zuerst per e-Mail mit anschließendem Telefonat.

Es war sozusagen eine erzwungene Aussprache.

Seitens Hans kam es dann zu folgendem - und schwer wiegenden - Entschluss:

„Er würde versuchen, seine derzeit schwierige Lage in den Griff zu bekommen und zudem sein derzeitiges Leben neu zu organisieren."

Und? Wer es glaubt wird selig gesprochen!

Ich wusste ja, dass es eine Ausrede war, denn solcherart Ausreden haben meist Männer, die eine andere Frau in Reserve haben.

Wieder dachte ich daran, warum er sich überhaupt bei dieser Single-Soap beworben hatte, wenn er doch noch nicht genügend Kraft und Ausdauer dazu hatte?

Hatte er sich eventuell zu früh um eine andere Frau umgesehen? Wollte er sich an irgend jemanden rächen?

Ich denke, ich lag mit der Vermutung, dass er seine letzte Beziehung noch nicht ganz abgeschlossen hatte, doch ziemlich richtig und nun war er eben orientierungslos.

Deswegen brauchte er (weil er doch ein ganz normaler Mann war) Ablenkung und nahm alles, was ihm in den Weg kam - natürlich andere Frauen. Mich konnte er sogar per Television aussuchen.

Sollte er – wie viele Männer - auch ein Internetfreak sein, der es gewohnt war, sich durch das Netz durchzu "……en", hätte ich zusätzlich Grund, ihn zu verachten, denn solch eine Art von Männern sind für mich bloß Ausschussware. Und deswegen? Machte ich diesem Mann innerlich und endgültig den Weg frei.

Ich hatte doch niemals einen Mann gesucht! DOCH ER hatte mich gefunden! Ich müsste bloß rechtzeitig mit der Aufarbeitung beginnen. Ich wusste, es würde nervenaufreibend werden.

Die ersten Anzeichen spürte ich eben schon.

Mir war kalt und meine Nerven lagen blank.

Mein Appetit auf Nahrung war nicht mehr vorhanden.

Die Tränen standen ziemlich nahe.

Ich bewegte mich wie in Trance.

Mein Hörvolumen war vermindert, so, als hätte ich Wasser in den Ohren.

Ich fühlte die Zeit in Zeitlupentempo vorangehen.

Mir war speiübel. Und dann diese Schlafstörungen!

Ich wusste, es war ein wirklich schwerer Liebeskummer, den ich den Kampf ansagte.

Und derartige Zustände wollte ich doch absolut niemals mehr erleben.

Verklärt dachte ich an Ehepaare, die schon lange zusammen lebten - wie gut sie es doch hatten.

Leider schätzten sie oftmals ihr langes und harmonisches Zusammenleben nicht. Oftmals kommt es bei vielen

Ehepaaren wegen der langjährigen Alltagsbeziehung beiderseits zur gewissen Gleichgültigkeit gegenüber dem Partner.

Doch im Innersten fühlen sie dieses gewisse Zusammengehörigkeitsgefühl sowie eine Vertrauensbasis, die der Ehe Stabilität und Sicherheit gibt.

Leider haben die vielen kaputten Menschen in dieser schnell lebenden Zeit vergessen, „echte" Gefühle zu schätzen.

Na in jedem Fall könnte ich trotz allem den süßen Hans niemals hassen, egal was er tut. Nee das könnte ich nicht! In diesen trostlosen Tagen versuchte ich, mich intensiv anderweitig zu beschäftigen, um auf andere Gedanken zu kommen.

Also sah ich – wie öfters am Tage – in meine E-Mail-Box, um nachzusehen, ob neue Modeaufträge für das kommende Frühjahr anstehen.

Ich bin mit der Mode vertraut und laufe in meiner Freizeit bei Modeschauen für Mollige.

Wieder einmal ein Verehrer, der durch meine Agentur versuchte, mich kennenzulernen. Ätzend……

Die Wortwahl dieses Mannes in der Mail machte den Eindruck, als sei er auf meine Brüste fixiert.

So etwas mag ich nicht. Es gibt viele derartige und abartige Männer.

Nach dieser Singledoku wird es zusätzlich in meiner Post hektisch zugehen, doch ich werde versuchen, alle Mails ohne Vorurteile zu beantworten.

Was mich jedoch sehr stört, ist, dass manche Verehrer vermuten, dass ich eine Stange Geld auf meinem Konto habe, also Männer, die „KEINE positiven HIRNAKTIVITÄTEN" aufweisen, sondern nur „berechnend" sind.

Ich könnte einige Bücher über derartige Individuen schreiben – und vielleicht tue ich es einmal.

Manche sehen in mir eine Traumfrau, die „MITTEN IM
LEBEN STEHT". UND?

Wenn sie dann diese „Traumfrau" kennen lernten, litten
sie unter Minderwertigkeitsgefühlen, weil sie ganz einfach
zu schwach waren!

Und das ist der Großteil der Männer, die mich näher
kennen lernen wollten.

**Hans jedoch hatte keine Angst vor mir, dieser süße
Mann hatte echte Courage. Kein Wunder, dass ich
ihm verfiel. Und gerade bei ihm wurde ich schwach
und gehemmt, weil ich seine Stärke spürte.**

**Er war Mann genug, um es mit mir aufzunehmen.
Und? Seinerzeit hatte ich den Eindruck, dass er
ehrlich sei.**

Und genau das erzeugte meinen Respekt ihm gegenüber!
Das kommt eher selten vor.

Und er erweckte meine Weiblichkeit und machte mich
zur sinnlichen Frau.

Es gefiel mir so sehr, Frau zu sein! Eine ganz normale Frau, die als Frau behandelt wurde.

Immer wieder dachte ich an seine schönen, schmeichelnden und liebevollen Worte, die er mir zärtlich zuflüsterte. Hatte er doch dabei so einen ehrlichen Ausdruck in seinen Augen!

Liebe tut weh! Ich hatte es immer wieder gesagt!

Die ganze lange Nacht hatte ich kein Auge zugetan und ich fühlte mich krank. Trotzdem zwang ich mich, am nächsten Tag meinen Bauchtanzkurs zu absolvieren.

Ich wusste, ein anderes Kapitel in meinem Leben sollte nun endlich beginnen.

Eine Beziehung, die noch nicht mal richtig begonnen hatte, war nun ausgelaufen.

Ganz einfach, wie eine Tube Mayonnaise ohne Verschluss.

Es geht wieder voran!

Heute nach dem Bauchtanzkurs hatte ich das Bedürfnis, eine kleine Pause in einer Bäckerei einzulegen, die unter anderem auch Kaffee to go verkauft.

Beim Eintreten in die Bäckerei sah ich ihn schon beim letzten Tisch ganz lässig stehen.

Diesen gut aussehenden, mir sehr wohl bekannten Mann, der schon jahrelang versuchte, mich bei diversen Gelegenheiten zu einem Date zu überreden.

Der Grund meiner Abweisung war, dass er mir ganz einfach zu jung war.

Na ja! Inzwischen war er ja auch schon älter geworden.

Er sah echt gut aus, seine moderne, sportliche Biker-Jacke, seine schöne Jeans, seine sportlichen Lederschuhe.

Er lachte mir schon beim Betreten in die Bäckerstube mit seinen blitzweißen, gleichmäßigen, Zähnen entgegen.

Seine leicht gebräunte Haut glitzerte leicht im Neonlicht. Ein Latino eben, ein sehr selbstsicherer noch dazu.

Er war ungefähr 15 cm größer als ich und sehr schlank, doch man konnte seine muskulöse Gestalt dennoch erahnen, da er seine Jacke geöffnet hatte.

Seine Haare waren dunkel, schulterlang und zu einem Zopf zusammen gebunden.

Er roch sehr gut nach Parfum oder zu mindestens hatte er ein Parfüm, das zu seiner Haut passte.

Ich kannte ihm auch deswegen, da er ein kleines Geschäft in der Hauptstraße unseres Bezirkes besitzt.

Charmant lächelnd begann er sofort ein Gespräch mit mir und natürlich machte er sofort Komplimente, so, als würde ich ihm jeden Augenblick davonlaufen.

Ich kannte ja seine Anmachen schon einige Jahre!

Er wusste ganz genau, was er wollte – und auch ich wusste es. Seit einigen Jahren hatte er mich schon im Visier!

Heute war er jedoch überaus erstaunt, dass ich nach dieser langen Zeit endlich einmal auf ihn reagierte.

Und ich? Ich wollte bloß ein wenig Ablenkung von Hans!

Er war auch so eine Art Mann, der alles mitnahm, was er nur bekommen konnte. Bei diesem Mann musste man befürchten, sich eine Geschlechtskrankheit einzuhandeln.

Ich erfuhr, dass der Schönling eben erst 42 Jahre alt war, also im „Nachhol-Alter". Das sogenannte „Rammler-Alter".

Zusätzlich erfuhr ich während unseres Gespräches unter anderem auch, dass er verheiratet sei.

Aha? Also eine fiese kleine Ratte!

Er hatte keinerlei Scheu, es zuzugeben. Ich hasste solche Männer, die zweigleisig fuhren.

Sein Handy schien nie still zu sein, ich denke mal, es waren diverse Frauen, die ihn da anriefen.

Er erzählte mir ganz wichtig, dass er auch flott im Internet unterwegs sei.

Und warum ich? Er hatte doch alles, dieser Aids-Anwärter!

Trotz allem flirteten wir ungemein und es war echt anregend.

Zudem sah er natürlich fantastisch und sehr sexy aus. Das hatte ich ohnehin schon all die Jahre bemerkt.

Und seine Schmeicheleinheiten an mich gingen weiter:

Er meinte, dass ich eine erotische Anziehungskraft auf ihn ausübe und er mich schon seit Jahren näher kennen lernen wollte.

Er sehe es in meinen wunderschönen Augen, dass ich das gleiche Interesse habe wie er. (Na da hatte er sich aber echt geschnitten).

Er würde sehr gerne zu mir nach Hause kommen, um mir zu beweisen, wie erotisch er mich finde. (Junge Junge..)

Er würde auch wissen, dass es mir sicherlich sehr gut gefallen würde.

Er würde mir gerne zeigen, wie „heiß" sein Unterteil während unserer Unterhaltung geworden sei.

Wenn ich mit ihm zusammen wäre, ich würde es niemals mehr vergessen, denn sein Werkzeug wäre unvergesslich und gut.

Irgendwie machte er mich mit seinen Worten sehr verlegen.

Ich tat so, als verstünde ich den Spaß und nahm seine angebotene Visitenkarte, die ich ein wenig später entsorgte!

Sind denn alle Männer gleich?

Ich dachte an Hans, war er genau so?

Diese Art Männer sind doch alle gestört!!

Trotzdem zeigte dieser „Latino" seine Zudringlichkeit auf eine sehr charmante Art und Weise und brachte mich sogar zum Lachen.

Er wusste selbst ganz genau, dass er unwahrscheinlich gut aussah und dementsprechend auf Frauen wirkte.

ALSO?

Er lud mich ein und wir gingen anschließend in sein Geschäft, um „angeblich" noch ein wenig weiter zu plaudern. Zusätzlich nahm er noch zwei Kaffee mit.

Natürlich ahnte ich nichts Böses, war doch alles öffentlich in seinem Geschäft, wo jederzeit ein Kunde eintreten könnte.

Jedoch in seinem Geschäft, änderte sich die Situation schlagartig.

Er wurde total zudringlich, ich würde eher beschreiben: „not geil".

Mit seinem muskulösen, jedoch sehr schönen Körper kam er wie ein Tiger auf mich zu und wollte sich an mir reiben.

Ich zuckte irritiert weg. Und – ich gebe zu - dass es mir ebenso heiß wurde.

Blitzartig fasste er nach meiner Hand und führte sie so schnell auf seine Jeans und zielgerade zu seinem Geschlechtsteil.

Ich spürte sein sehr stark errigiertes Glied durch die Jeans.

Und ehrlich? Es fühlte sich auch außerhalb seiner Jeans sehr beachtlich an.

Irgendwie musste man neugierig werden, doch es war nicht die richtige Situation **und? Nicht der richtige Mann!**

Blitzartig zog ich meine Hand von dieser Stelle.

Ich erklärte ihn energisch, dass ich das nicht wolle und er solle doch an sich selbst Hand anlegen.

Danach lachte er total hysterisch, fies und ungläubig.

Und durch seine Erregung war nun sein Atem laut zu hören.

Hektisch wollte er das Geschäft zusperren, um mit mir in meine nahe gelegene Wohnung zu gehen.

Dort wollte er mir bestätigen, welch gutes Werkzeug er in seiner Hose hatte.

Mann oh Mann, war dieser Kerl geil!

Tja, und ich ging ganz einfach..und sehr schnell noch dazu.

Denn?

So etwas passt derzeit absolut nicht in mein Leben.

Tja, so ähnliche Dinge passieren immer wieder mal, denn die meisten Männer sind eben triebgesteuert!

Wie gesagt – ich könnte mit solchen Erlebnissen Bücher füllen.

Doch so ist es eben im Leben.

Für diesen Kerl schien solch eine Aktion im Normalbereich zu sein, vermutlich machte er es ja öfters?

Also: Falls ich Ablenkung brauchen würde, dieser Mann würde sich sofort anbieten. Ich müsste bloß „JA" sagen.

Mann!.... war dieser Kerl geil auf mich!

Und der liebe Hans versuchte sich inzwischen hinter seiner „angeblichen Familie" sowie seiner „zukünftigen Arbeit" weiterhin zu verstecken.

Er wusste zu diesem Zeitpunkt ganz einfach nicht, wie sich sein weiteres Leben gestalten würde – meinte er.

UND - ich hatte immer noch das starke Gefühl, dass er jemanden anderen kennen gelernt hatte.

Wollte er es mir endlich noch vor Jahresende erzählen?

Doch dann kamen viele Tage – wo keiner von uns beiden Zeit hatte.

Ich bin eine Frau und fühle intuitiv, dass sich etwas krass verändert hatte.

Es gibt Frauen, die wollen es nicht fühlen und begreifen. Ich bin eine solche, die fühlt und begreift schon lange vorher und ist zudem auch noch realistisch dazu.

Trotzdem wartete ich immer wieder auf die Bestätigung meiner Vermutungen oder Ahnungen.

Nachdem ich ja schon Wochen lang vorher wegen dieser nicht ganz klaren, irgendwie eigenartigen Situation unserer „irgendwie Beziehung" wie ein Hund gelitten hatte, nahm ich mir folgendes vor:

NIEMALS WIEDER EINEN MANN AN MICH HERAN LASSEN!

Ich hasste diese grässlichen Zustände, die mich bisher so verunsichert hatten.

Der letzte Schritt war, dass ich alle Bilder von ihm entfernt hatte, um nicht an ihn erinnert zu werden.

Ein neues Jahr hat begonnen

Nun war der 4. Jänner des neuen Jahres angebrochen, als die grelle Sonne ganz unverschämt in mein Schlafzimmerfenster hineinschien.

Meine Schlafzimmerfenster liegen im Osten und da geht ja bekanntlich die Sonne auf.

Normalerweise bräuchte man in meinem Bett Sonnengläser.

Aber nicht wegen eines mickrigen Partners, sondern wegen der Sonne.

Es war irgendwie ein Tag, wo ich fühlte, dass sich wieder etwas ein wenig zum Positiven geändert hatte.

Das könnte natürlich auch ein Hormonüberschwang ausgelöst haben!

Und? Ich fühlte mich ganz einfach wohl, zum ersten Mal seit langer Zeit.

An diesem Tag sollte eine Teilsonnenfinsternis stattfinden, die bis 10,30 Uhr abgeschlossen sein sollte.

Nach dem Frühstück sah ich mir diese Teilsonnenfinsternis durch eine Spezialbrille an.

Erstaunt betrachtete ich, wie sich der Mond zwischen die Erde und die Sonne schob.

Und? Ich hatte einen Wunsch.

Es war ein Wunsch, der nicht mir galt, ich jedoch hoffte, dass sich dieser Wunsch für Hans bald erfüllen würde.

Ich weiß, es ist absurd, doch es gibt Menschen, die sich bei Ansicht eines Rauchfangkehrers etwas wünschen.

Oder aus Hoffnung oder Aberglauben schenken sich viele Menschen diese kitschigen Schweinchen und hoffen auf Erfüllung ihrer Wünsche.

Also?

Warum sollte ich nicht einen Wunsch bei dieser Teilsonnenfinsternis äußern und fest daran glauben, dass sich bei Hans etwas zum Guten verändern sollte?

Es kommt auf den Versuch an!

Übrigenes: Mein Wunsch, den ich geäußert hatte, war, dass Hans einen guten Job bekommen sollte, na dann?

Und nun zu dem so oftmals erwähnten Gedanken?

Nämlich: Dass sich Hans schon während unserer kurzen Trennung bereits anders orientiert hatte. **Meine Gefühle täuschten sich nicht.** Ich hatte ihn für das Neue Jahr doch nur Gutes gewünscht.

Und ich erwartete seinen – **bloß DEN EINEN** – Anruf, der alles klären würde und es ist nun der

6. Jänner des neuen Jahres (zufällig der Sterbetag meiner Mutter)

Ich schreibe diese Zeilen sozusagen LIVE - also zeitgleich, es ist 16,49 Uhr

Angeblich nimmt er eben das Essen ein, das sein Besuch für ihn gekocht und zubereitet hatte. Nach dem Essen würde er verlässlich rück rufen.

Ich dachte, dass er sich mit dem letzten Anruf sehr viel Zeit nehmen würde, weil er doch „als Mann" länger nachdenken muss.

Es ist der zweite Anruf und ich schreibe wieder LIVE

Es ist nun 18.43 Uhr

Ungeduldig und erwartungsvoll stellte ich folgende „für mich aufklärende" Fragen:

Magst du mich? (Das war für mich wichtig!)

JA – war seine Antwort

Hast du eine andere Frau?

JA – war seine Antwort

Und das glaubte ich ihm sogar, fühlte und ahnte ich es doch schon die ganze Zeit.

Deshalb erübrigten sich die weiteren Fragen.

Es waren für mich die wichtigsten Antworten auf meine Fragen, die alles erklärten und meine Vermutungen endlich bestätigten.

Der geheime Verdacht, dass er ja schon die ganzen Feiertage mit einer anderen Frau verbrachte, lag ohnehin die meiste Zeit in meinem Hinterkopf.

Ich hatte somit endlich meine Bestätigung, dass ich wieder mal richtig gefühlt hatte.

Ich bin eine Frau mit Erfahrung und kenne die Ausreden der Männer, sie haben nämlich alle die gleichen. Und? Bisher hatte ich leider immer Recht!

Bloß seine Lippen formulierten ganz mühsam etwas anderes. Und zum … Male!

Dieser Mann brauchte sich mir gegenüber nicht verpflichtet zu fühlen, ich war weder seine Ehefrau noch ein kleines Kind.

Er sollte mir nur Klarheit verschaffen, wie wir zueinander stehen oder in Zukunft stehen werden, um mir die Chance zu geben, mit der Aufarbeitung zu beginnen.

Ich will auf keinen Mann warten (habe ich auch noch nicht!), egal aus welchem Grunde und zudem gibt es ja noch mehr als genug davon.

Er hat keine Verpflichtung mir gegenüber, denn wir hatten beide bei dieser Single-Soap mitgemacht und es entstand eben zufällig eine „spontane Verliebtheit".

Wie gesagt, es passiert vielen Schauspielern, die sich bei Filmaufnahmen kurzfristig in ihre Filmpartner verlieben.

Und?

Verliebtheit kann man in der ersten Phase – also für kurze Zeit - mit Liebe verwechseln und so erging es wahrscheinlich uns beiden?

Warum hatte er sich mir gegenüber so verhalten?

Er ist doch schließlich schon fast 50 Jahre alt und ein richtiger Mann.

Ich verstehe ihn in einem Punkt jedoch voll und ganz.

In einem gewissen Alter hat man auch als Mann weniger Auswahl, einen richtigen Lebenspartner zu finden.

Die Zeit tickt auch bei Männern.

Auch er hoffte, schnell eine Partnerin zu finden, die mit ihm sein Leben und seine derzeitige Situation teilen würde. Wenn beide Kompromisse eingehen würden, dann könnte es eventuell auch klappen.

Nicht jeder kann auf der Sonnenseite des Lebens liegen.

Tja, so ist das Leben. Und ich habe von ihm etwas Neues gelernt, nämlich, dass es anders auch geht.

Ich wünsche ihm aus reinem Herzen, dass er mit seiner Liebe das größte Glück auf Erden finden möge.

Und ich?

Na ja, das übliche…. Und was ist das?

Natürlich nur das Schöne!

Ich werde in diesem Sommer bestimmt meinen Urlaub genießen.

Jedoch, was mir echt leid tat: Ich konnte ihm niemals zeigen, welch ein Temperament eine Stierfrau besitzt.

Das hätte auch mit meinem hässlichen orthopädischen Schuh echt nicht gut ausgesehen. Und? Ich war zu diesem Zeitpunkt noch zu sehr in mich gekehrt, eben gehemmt. Bloß: Warum wiederholt sich alles?

Und dann ein paar Tage später:

Ein wunderschöner, sonniger Tag, blaue Wolken am Himmel, wie schon lange nicht.

Unterwegs von einem Einkaufszentrum. Ich war ein wenig bummeln, um zu sehen, welche Art von Mode in diesem Frühjahr angeboten wird.

Ich hatte jedoch nichts dabei entdeckt, was mich besonders interessieren würde.

Nun hatte ich die Absicht, mit dem Bus nach Hause zu fahren.

Gegenüber vom Einkaufszentrum lag die Bushaltestelle. Ich musste bloß die Kreuzung, die zur Bushaltstelle führt, überqueren.

Ganz in Gedanken verloren, wartete ich auf die Grünphase der Ampel und blickte so rein zufällig auf die gegenüberliegende Seite der Straße.

Ein paar Meter neben dem Zebrastreifen stand ein Auto.

Also echt ein schönes Auto, nämlich ein Audi.

Kein alter Audi, ein ganz neuer eben.

So ein schwarzes, sportliches etwas, das besonders elegant wirkte. So etwas sticht mir in die Augen.

Nee! Das war es noch nicht!

Bei der vorderen Autotür, einen Ellenbogen auf das Autodach dieses Autos gestützt, stand er dann so da.

Na ja, dieser Mann eben! Und das bei dieser Kälte!

Er telefonierte mit seinem Handy und guckte ironisch lächelnd in meine Richtung.

Natürlich registrierte ich sofort, dass er gut aussah. Er war mit einem dunkelgrauen Sakko und - dazu passend - einem schwarzen Rollkragenpullover bekleidet.

Es war doch Winter - so ein Angeber!

Eine – schon von der Ferne erkennbare – Designer-Jeans und schwarzen Lederschuhen, vollendete sein äußeres Erscheinungsbild.

Sah echt klasse aus, muss ich sagen.

Im Normalfall so ganz nach meinem Geschmack.

Andere Gedanken hatte ich nicht.

Und dann?

Lächelte er wiederholt in meine Richtung.

Dies alles während der Dauer von Sekunden. Die Ampel war noch auf rot geschaltet.

Ich sah hinter mich und war neugierig, wem dieses Lächeln galt.

Nachdem jedoch nur einige alte Männer und eine noch ältere Frau als ich es bin, hinter mir standen, vermutete ich, dass dieser – echt gutaussehende - Mann wirklich mich meinte.

Ich registrierte nervös, dass er Sonnengläser auf seinem dunklen, vollen Haar hatte.

Das sollte wohl cool aussehen, oder?

Zusätzlich schien sein Körper etwas länger im Solarium gelegen zu sein.

Na ja, ich muss ehrlich zugeben, dieser Mann sah trotz allem echt gut aus. Und - einer der gepflegten Sorte!

Tja, also - und was sollte es bringen?

Die Ampel schaltete nun auf grün und ich musste – um zur Autobushaltestelle zu gelangen - leider ganz knapp an diesem Mann vorbei.

Noch immer ein ironisches, irgendwie schmieriges Lächeln in seinem Gesicht.

Nur nicht ansehen!

Ihm keine Chance geben!

Ganz einfach schnell vorbei gehen!

Was bildete sich dieser Mann ein?

Denkt er, er sei „der Adonis"?

Beim Vorbeigehen registrierte ich dennoch in Sekundenschnelle seine hellen, blitzenden Augen, die mich spöttisch an schmunzelten.

Ei, der versucht es aber mit aller Gewalt!

Dann sprach ich mein erstes Gebet zu Gott, dass der Bus schnell kommen solle!

Warum hatte ich nur so genau hingesehen?

Er musste ja annehmen, dass er mir gefiel.

Na dann? Auf zur Flucht!

Verkrampft ging ich - mit absichtlich zu Boden geneigtem Kopf – endgültig an ihm vorbei.

„HALLO LADY" hörte ich seine überaus männliche und sanfte, fast zärtliche Stimme rufen.

Oh Gott! HILFE! HILFE !

Ein "Notgeiler" ist im Anmarsch!

Der Autobus kam und ich stieg hektisch und nachdenklich ein.

GESCHAFFT!

Das Leben ist eben hart! Lag es am Wetter? Oder an den Hormonen?

Zwei Tage später, war ich – wie immer alleine - unterwegs zu einer PC-Reparaturwerkstatt:

Mein PC-Drucker war mit Papier verstopft und ich konnte das Papier nicht entfernen weil ich nicht wusste, wie man den Drucker auf der Hinterseite aufschrauben konnte.

Aus dem Internet eruierte ich eine in der Nähe gelegene PC-Werkstatt. Anschließend machte ich mich schnell auf dem Wege zu dieser Werkstatt.

Nun stand ich erwartungsvoll vor der Werkstatt, die jedoch nicht geöffnet hatte.

Hatte ich doch im Internet ganz genau gelesen, dass täglich ab 9 Uhr geöffnet war…. wie ärgerlich!

Nachdem ich mir die Telefonnummer notiert hatte, rief ich die Firma an, wo sich auch der freundliche Eigentümer des Ladens meldete und bekundete, dass er heute leider etwas später das Geschäft öffnen würde.

Na ja - und nun begann es wieder mal zu regnen.

Ich stellte mich in einer – in der Nähe befindlichen - Unterführung unter und wartete.

Es dauerte gar nicht lange, da sah ich einen Mann auf mich zuschreiten.

Er war sehr groß, blond, lässig gekleidet, eine Bauchtasche hing locker um seinen Bauch. Seine Kleidung war solide, doch von guter Qualität.

Er sah wie ein „Grüner" (ich sage auch Körnerfresser dazu) oder irgendwie wie ein „Wissenschaftler" , wie ein Ökonome aus.

Ich kann manche Menschen schon auf Grund ihrer Aufmache und Kleidung einschätzen, welchen Beruf sie haben.

Er lachte mir überaus freundlich ins Gesicht, so, als würde er mich schon lange kennen.

Ich dachte noch:

Dass er mich mit einer anderen Person verwechseln würde. (tatsächlich?)

Jeder Mann hat eine andere Anmache, sie sind sehr einfallsreich in dieser Hinsicht.

Er sprach mich an und fragte lachend, ob ich denn heute aus meinem eigenen Geschäft ausgeschlossen wurde (ich stand rein zufällig vor den Auslagen eines Restaurants). Dachte er vielleicht, ich sei die Kellnerin dieses Restaurants?

Ich erkannte an seiner Aussprache, dass er kein Landsmann war, denn in meinen Ohren klang das stark betonte „L" wie das eines Holländers.

Ich lachte und antwortete, dass ich nicht hier arbeite, sondern, dass ich auf den PC-Doktor warten würde, der heute ausnahmsweise sein Geschäft etwas später öffnen würde.

Natürlich kamen wir sofort in ein Gespräch und er erwähnte, dass er Lust auf eine Tasse Kaffee hätte und ob ich ihm dieses erlaube, mich einzuladen?

Nachdem es ja ohnehin regnete und er auf mich einen vertrauenswürdigen und intelligenten Eindruck machte, gab ich ihm meine Zusage.

Er hatte zudem außerordentlich gute Manieren, like a Gentleman.

In einem kleinen Kaffeehaus, das sich gleich über die Straße befand, tranken wir schließlich Kaffee und plauderten.

Er war hier ein bekannter Mann – wie auch immer – ich jedoch kannte ihn absolut nicht.

Es stellte sich heraus, dass er Mikrobiologe ist und in einem bekannten Forschungslabor in unserer Stadt arbeitete.

Also ein Wissenschaftler – ein sehr interessanter Beruf.

Angeblich kennt er viele Prominente und ist in Sachen Wissenschaft auf der ganzen Welt unterwegs.

Kann er natürlich erzählen und kann man auch glauben, wenn man will oder auch nicht.

Ich jedoch bin von Natur aus mißtrauisch. Doch ich nehme es eben zur Kenntnis.

Er war jedoch ein vorzüglicher, interessanter Unterhalter und – wenn ich wollte – könnte ich durch ihn einige Annehmlichkeiten nützen.

Er schien sehr begeistert von mir zu sein, und man konnte es ihm auch ansehen.

Zudem war er auch kein Holländer, wie ich anfangs falsch vermutete, sondern ein Schotte, der in der Aussprache des „L" den gleichen Akzent hatte.

Als ich Schotte hörte, dachte ich natürlich sofort:

I would like to know what a scot is wearing under his kilt.

Er hatte aber keinen Kilt an!

Irgendwann werde ihn mal danach fragen.

Ich weiss nicht, ob ich diese Bekanntschaft aufrecht erhalten werde. Es scheint mir derzeit eher sinnlos zu sein.

Ich habe keinerlei Gelüste, mich so schnell wieder einfangen zu lassen.

Letzte Aussprache

Hans hatte sich für den heutigen Tag angemeldet.

Natürlich war ich wieder mal total aufgeregt, obwohl ich doch schon vorher wusste, wie unser Gespräch enden würde.

Es waren noch einige Formalitäten zu klären.

Als es dann an der Türe läutete, war ich dennoch sehr aufgeregt.

Es war genau der 20. Jänner und Hans war pünktlich – wie immer.

Ich öffnete aufgeregt die Türe und sah ihn nun – einige Wochen waren vergangen – wieder.

Sekundenlang nahm ich seine Gestalt, sein äußeres Erscheinungsbild und den Ausdruck seiner Augen in mich auf.

Verlegen lud ich ihm ein, sich in die Küche meiner Wohnung zu setzen, da es dort gemütlicher sei.

Von selbst – da er ja immer schon so frech war – verlangte er eine Tasse Kaffee.

Er sah genau so niedlich aus – wie immer …und er hatte? Exakt dem gleichen Ausdruck in den Augen, den ich schon von Beginn unseres näheren Kennenlernens an, hinterfragte und auch damals nicht eruieren konnte. Es war dieser ganz eigene (nicht in die Augen sehen wollen oder können) Blick.

Er war neugierig, fragend, unsicher, nervös, abschätzend und suchend, misstrauisch und auch vorsichtig abtastend.

Er trank seinen Kaffee und rauchte einige Zigaretten.

Bei dem Gespräch über seine Zukunft, wollte ich noch genauer wissen, was ihm eigentlich an meiner Person **überhaupt nicht gefallen hatte.**

Ein wenig geschockt war ich dann doch, als er mich als gefühlskalt, oberflächlich und eben als eine Frau, die irgendwie „überdrüber" ist, beschrieben hatte. Ich fühlte mich nicht oberflächlich und meine Gefühle sind auch in Ordnung. Ich hatte auch während unseres Zusammenseins niemals beabsichtigt, ihn durch irgendetwas zu verletzen.

Das ist auch bis dato der Fall.

Ich habe – wenn ein Mann mich liebt - eher ein sanftes, fürsorgliches und weichherziges Wesen und sehr viel Humor Wie kann man so etwas verwechseln oder übersehen?

Ich wünsche ihm von ganzem Herzen mit seiner neuen Liebe das allerschönste Glück für die Zukunft.

Immerhin war er ein Mann, den ich geliebt hatte und der in meinem Herzen verankert bleibt, egal, was passieren würde.

Und wenn es ihm gut geht, dann geht es mir auch gut.

Und eben deshalb konnte ich es absolut nicht nachvollziehen, warum er mich als gefühlskalt, oberflächlich und „überdrüber" beschrieben hatte - was immer es auch bedeutete.

Doch das war der Beweis, dass er mich überhaupt nicht kannte, was auch in dieser (wirklich kurzen) Zeit wahrscheinlich auch nicht möglich gewesen wäre.

Dazu braucht es mindestens ein paar Monate Zeit und von beiden Seiten etwas Toleranz und Verständnis und vor allem „ein Zusammenleben".

Wenn es keine Gefühle meinerseits gegeben hätte, ich könnte diese Geschichte nicht nacherzählen. Das Gegenteil war der Fall.

Mit der Erzählung von „unserer kurzen Zeit" hatte ich mir selbst eine Chance gegeben, mit der Aufarbeitung in der Schlussphase besser umzugeben.

Momentan habe ich Angst vor einer neuen Beziehung.

Ich möchte bloß in Glück und Frieden leben, es soll kein Mann mein Leben in Unruhe versetzen. Obwohl? **Es warten schon einige auf mich, die es versuchen werden.**

Die Angebote der Singlemänner werden quantitativ immer größer, die Qualität an Männern jedoch immer kleiner.

Irgendwann werde ich wieder „zuschlagen", doch die Zeit hierfür ist noch nicht reif. Denn derzeit habe ich eher das Bedürfnis nach Ruhe und innerer Abstinenz, so wie es in der Zeit vor Hans war:

EIN GLÜCKLICHER, ZUFRIEDENER SINGLE, der in der glücklichen Lage war, die Entscheidung und Auswahl zu haben.

Und was will ich mit meinen dargestellten Erlebnissen aussagen?

Na ja, dass dieser süße Hans bei mir dieses berühmte „Kribbeln" verursachte und die heimlichsten, intimsten Türen meiner Gefühle geöffnet hatte, die ich jahrelang behütet und fest verschlossen hielt.

Die Türen haben sich nun wieder verschlossen und es wird eine Zeit brauchen, bis sie sich wieder öffnen lassen.

Also dann? Auf in den Kampf!